Angelika Schindler

Stottern und Schule

– Ein Ratgeber für Lehrerinnen und Lehrer –

Mit Erfahrungsberichten von Betroffenen und Fachleuten

Angelika Schindler

Stottern und Schule

Ein Ratgeber für Lehrerinnen und Lehrer

DEMOSTHENES

Die Bundesvereinigung ist gegründet worden, um die Lebenssituation stotternder Menschen zu verbessern. Das beinhaltet unter vielen anderen Aspekten, durch Information und Beratung über das Stottern aufzuklären und gegen jede gesellschaftliche Diskriminierung aktiv zu werden.
Meistens finden Betroffene die Adresse der Bundesvereinigung Stotterer-Selbsthilfe e.V. zufällig und sind dankbar, umfassend und kompetent über das Thema Stottern und Selbsthilfe beraten zu werden.

Impressum

Printed in Germany ISBN 3-921897-36-X

Umschlagentwurf:	Thomas Pradel
Umschlagrealisation:	Marion Stelter
Druck:	Druckerei & Verlag F. Steinmeier 86720 Nördlingen

Fotos wurden zur Verfügung gestellt von:
MWK Marketing – Werbung – Kommunikation
Zimmermann/Hähnel, Machabäerstraße 56, 50668 Köln

2. Auflage, Oktober 2001

Dieses Buch wurde gefördert vom
Bundesministerium für Gesundheit

Inhalt

Vorwort

Der vorliegende Ratgeber soll allen am Thema „Stottern" interessierten Lehrerinnen und Lehrern Informationen und Anregungen für einen gelassenen Umgang damit im schulischen Alltag geben.

Beim Lesen werden Sie feststellen, daß vieles von dem, was sich als hilfreich für stotternde Schülerinnen und Schüler erwiesen hat, auch für andere gilt. Es wird also keine Zusatzbelastung auf Sie zukommen. Sie müssen nun nicht auch noch Fachfrau oder Fachmann für Stottern werden. Sie kommen im Grunde mit ein wenig Grundwissen aus, wie es Ihnen hier vermittelt wird. Ihnen werden Ihre Möglichkeiten der Einflußnahme deutlich, aber auch die Grenzen, in denen Sie sich dabei bewegen. Dies wird Sie vor einem überhöhten Anspruch an sich selbst schützen.

Dieses Buch basiert auf langjähriger Erfahrung mit dem Phänomen Stottern und wissenschaftlichem Faktenwissen. Aus Gründen der besseren Lesbarkeit wurde weitgehend darauf verzichtet, einzelne Literaturbelege im Text zu plazieren. Die gesamte verwendete Fachliteratur ist jedoch im Literaturverzeichnis aufgeführt.

Bedanken möchte ich mich bei folgenden Personen, die durch ihr aufmerksames Lesen des Manuskriptes und mit ihrer anregenden Kritik an der Gestaltung dieses Buches mitgewirkt haben:

Das Team des Demosthenes-Forum: Ruth Heap (Diplom-Pädagogin, Geschäftsführerin der Bundesvereinigung Stotterer-Selbsthilfe e.V.), Oranna Christmann (Sprachheilpädagogin), Bettina Scheidegger (Sprachheilpädagogin), Ulrich Natke (Mitabeiter im Forschungsprojekt „Stottern", Universität Düsseldorf), Udo Stier (Lehrer), Michael Kofort (Sozialpädagoge) sowie Rainer Devantie (Lehrer, Sekundarstufe I und II), Elke Lenser (Lehrerin, Primarstufe), Kerstin Wenzel (Sprachheillehrerin), Ralf Pollmann (Lehrer).

Herzlich danken möchte ich auch allen Betroffenen und folgenden Fachleuten, die durch ihre Erfahrungsberichte und Gespräche diesen Ratgeber bereichert haben:
Hildegard Brand (Diplom-Psychologin), Ursel de Vries (Lehrlogopädin), Thomas Krall (Lehrer).

Auf Wunsch können Sie mit einzelnen von ihnen über die Bundesvereinigung Stotterer-Selbsthilfe e.V. in Kontakt treten:

Bundesvereinigung Stotterer-Selbsthilfe e.V.
Gereonswall 112
50670 Köln
Tel.: 0221/139 11 06-07
Fax: 0221/139 13 70
http: //www.bvss.de
e-mail: info@bvss.de

Ich wünsche Ihnen eine anregende Lektüre.

Angelika Schindler
(Sprachheilpädagogin)

Köln, November 1997

Kapitel 1: Grundlageninformationen zum Themenkreis Stottern

Stottern war und ist zu jeder Zeit und in allen Kulturen ein bekanntes Phänomen. Bereits die alten Griechen kannten es, denn von einem ihrer berühmtesten Redner, Demosthenes, sagt man, er habe gestottert und dies erfolgreich bewältigt.

In der Bundesrepublik Deutschland stottern ca. 800.000 Menschen, also ungefähr 1%. Unter Stotterern gibt es viele unbekannte, aber auch berühmte Persönlichkeiten, wie z.B. den Sänger Scatman John, Schauspieler wie Andreas Brucker oder Politiker wie Winston Churchill.

Sie kennen sicherlich auch einen Menschen, der stottert. Vielleicht kennen Sie sogar mehr, als Sie vermuten. Stottern zeigt sich nämlich sehr unterschiedlich. Manchmal ist es für Außenstehende gar nicht wahrnehmbar und doch kann es unter ungünstigen Bedingungen Betroffene belasten.

Erscheinungsbild des Stotterns

Stottern tritt meist erstmals in der frühen Kindheit zwischen dem 3. und 6. Lebensjahr auf. Es sind mehr Jungen als Mädchen davon betroffen. Dieser Geschlechtsunterschied ist bereits in jungen Jahren sichtbar und wird bis hin zum Erwachsenenalter immer deutlicher. Schätzungen von Fachleuten geben eine Relation von 3:1 an, d.h. auf drei stotternde Männer kommt eine stotternde Frau.

Stottern tritt – vor allem in der frühen Kindheit – zyklisch auf. Dies ist für das nahestehende Umfeld sehr schwer zu verstehen. Die Unflüssigkeiten scheinen zeitweise völlig zurückzugehen, um dann erneut aufzutreten. Plausibel erscheint, daß dies mit einem Gleichgewicht zu tun haben muß zwischen den Anforderungen, die an das Kind gestellt werden, und den Fähigkeiten, über die es verfügt. Ungewollt können z.B. Anforderungen an die Komplexität der sprachlichen Äußerungen gestellt werden, ohne daß das Kind aufgrund seines Sprachentwicklungsstandes dazu in der Lage wäre, diese bereits zu erfüllen. Dies, so die Beobachtungen, wirkt sich dann wiederum störend auf den Sprechfluß aus.

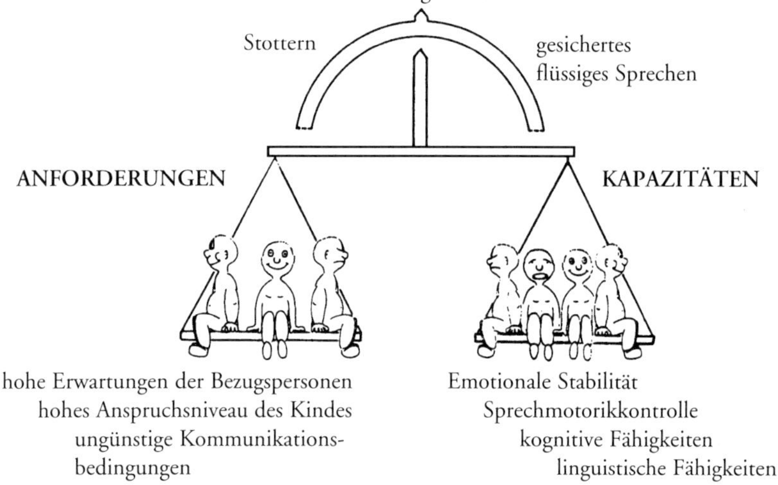

Anforderungs- und Kapazitätsmodell für flüssiges Sprechen in Anlehnung an Starkweather (1981, 1987) (Aus: Johannsen/Schulze 1993)

In Anbetracht dieses sogenannten Anforderungs- und Kapazitätsmodells wird die zu beobachtende Situationsabhängigkeit des Stotterns verständlich. Das Sprechen vor einer größeren Gruppe bedeutet für manchen eine größere emotionale Anforderung als das unbekümmerte Plaudern in kleineren informellen Kontexten. Für einige ist dagegen ein Dialog schwieriger als ein Monolog, unabhängig von der Zuhörerschaft. Besonders einfach gestaltet sich die Sprechanforderung in Abwesenheit von KommunikationspartnerInnen.

Doch auch die Vermittlung eines komplexen Sachverhalts stellt eine andere Herausforderung an die linguistischen Kompetenzen als kurze Zurufe auf dem Pausenhof. Es sind im Einzelfall immer unterschiedliche Faktoren, die als Stressor wirken und damit die Sprechflüssigkeit beeinflussen können.

Bei einem Großteil der jungen Menschen, bei denen Stottern diagnostiziert wird, gehen die Symptome im Verlauf des Kindes- und frühen Jugendlichenalters zurück – und zwar mit und z.T. auch ohne therapeutische Unterstützung.

Selbst später sind enorme Verbesserungen der Sprechflüssigkeit möglich, bis hin zum völligen Abbau der weiter unten beschriebenen Grund- und Folgesymptomatik. Allerdings wird es mit zunehmendem Alter wahrscheinlicher, daß Stottern ein Leben lang bestehen bleibt.

Das bedeutet nicht unweigerlich, daß die betreffende Person durch das Stottern eingeschränkt sein muß. Gemeint ist damit, daß ein Leben lang eine erhöhte Bereitschaft bestehen bleiben kann, in unterschiedlichen Situationen häufigere und stärkere Unterbrechungen im Redefluß zu zeigen als die sogenannten Normalsprechenden.

◆ Grund- und Folgesymptomatik

Stottern ist keine statische, sondern eine dynamische Störung. Das bedeutet, daß die Erscheinungsform sich im Laufe der Zeit verändert. Sie setzt sich zusammen aus einer Primär- und einer Sekundärsymptomatik, aus offenen und verdeckten Anteilen.

In seiner Grundform besteht Stottern aus Wiederholungen (Kloni) von Silben oder kurzen Wörtern und/oder Dehnungen sowie Blockaden (Toni). Letztere treten häufig zu Beginn des Sprechens, am Satz- oder Wortanfang auf. Diese Auffälligkeiten sind vor allem zu Beginn der Störung die charakteristischen Merkmale.

Wenn Sie mit jüngeren Kindern zu tun haben, die stottern, wird Ihnen dies häufiger begegnen: ein meist spannungsarmes Stottern ohne Hemmungen und Sprechscheu.

Im Laufe der Zeit können sogenannte sekundäre Symptome hinzukommen. Sie stellen mißlungene Selbsthilfeversuche dar, die primären Unflüssigkeiten zu überwinden. Mißlungen deshalb, weil sie zwar kurzfristig in gewünschter Weise wirken können, aber langfristig negative Auswirkungen haben, nicht nur auf das Selbstbild („Ich kann nicht sprechen ohne Tricks"), sondern auch auf die Ausprägungsform der Symptomatik. Diese Art des Umgangs mit dem Stottern auf sprechtechnischer und sozialer Ebene ist meist störender und belastender für die Kommunikation als die eigentlichen Unflüssigkeiten.

◆ Ungünstige Bewältigungsstrategien

Beginnen möchte ich mit einer extremen, aber nicht selten anzutreffenden Verhaltensstrategie: dem sprachlichen Rückzug. Sie ist eine der sichersten, wenn man die Symptome im Verborgenen halten will. Wer schweigt, kann nicht stottern. Manch einer geht sogar so weit, Situationen von vorneherein daraufhin zu überprüfen, inwieweit Sprechen, und damit Stottern, notwendig sein wird. Gegebenenfalls werden Ausweichstrategien geplant oder die Situation als Ganzes wird vermieden.

Einige konzentrieren ihr Vermeidungsverhalten auf das Ersetzen einzelner, als schwierig empfundener Wörter. Manche Stotterer haben es zur wahren Meisterschaft entwickelt, blitzschnell ein Synonym zu finden. Für Außenstehende kann dies völlig unauffällig klingen. Wenn es allerdings um die Vermittlung komplizierter Sachverhalte geht, sind dem Austausch enge Grenzen gesetzt. Manche Informationen, wie z.B. der eigene Name, können ohnehin nicht ausgetauscht werden.

Eine andere Möglichkeit ist die Auslassung von Wörtern in dem Sinne, als habe man es „auf der Zunge". Beim Gesprächspartner bzw. der Gesprächspartnerin entsteht der Eindruck, er bzw. sie müsse das Wort ergänzen, da es dem bzw. der anderen nicht einfällt. In die gleiche Richtung geht die Umschreibung von Wörtern, bei denen Stottern aufgrund früherer negativer Erfahrungen konkret erwartet wird.

Nicht jeder Sprechanlaß wird vermieden. Von den meisten wird der Gesprächseinstieg als besonders schwierig empfunden. Oft geht es nach der ersten Hürde bald fließend weiter. Manch einer bedient sich deshalb eines sogenannten Starters zu Beginn des Redebeitrags. Ähnlich wie die unten beschriebenen Einschübe dienen sie dazu, in den Redefluß zu kommen und in das geplante Wort überzugleiten. So wird z.B. bei dem Starter „Ähm" genutzt, daß die Stimmbänder bereits schwingen, und so keine Blockade im Kehlkopf auftreten kann.

Viele kennen bei auftretenden oder herannahenden Symptomen keine angemessenen Reaktionen. Also wird versucht, den gefürchteten Stottermoment so lange wie möglich hinauszuschieben in der Hoffnung, daß er sich „in Luft auflöst". Dies kann in Form eines Füll-Lautes (z.B. „ähm"), eines Füll-Wortes (z.B. „und") oder mehr oder weniger passenden Floskeln (z.B. „Was ich sagen möchte, ist...") getan werden. Auch Schluckbewegungen oder Gesten werden genutzt. Das alles bezeichnet man als Einschübe.

Sprechpausen sind ebenfalls hervorragende Tarnungen. Sie werden von GesprächspartnerInnen als Denkpausen aufgefaßt. Dementsprechend schätzt man die jeweilige Person als ruhig, nachdenklich oder besonnen ein – aber nicht als Stotterer.

Stottern läßt sich jedoch nicht immer vermeiden oder aufschieben. Manchmal wird der Sprechversuch bei auftretenden Symptomen sofort abgebrochen, um den Satz entweder von vorne zu beginnen oder vorangehende Wörter zu wiederholen. Solche Neuversuche oder andere Tricks wie Hüsteln, Einsatz von Gestik oder Mimik sollen Stottern unmittelbar beenden.

Auch die für das Sprechen erforderliche Muskelspannung wird erhöht in der Hoffnung, damit die Symptome zu überwinden. In Folge davon wird der Atemfluß irritiert und der Sprechrhythmus wird unterbrochen. Ungewollt verstärkt sich die Störung im Redefluß.

◆ Der Schein des „Normalsprechenden"

Die Redeflußstörung Stottern birgt eine verführerische Möglichkeit dadurch, daß sie für andere nicht sichtbar ist. Der Schein des sogenannten „Normalsprechenden" kann mit den beschriebenen Tricks zeitweise aufrechterhalten werden, manchmal allerdings nur vor sich selbst. Denn oft sind Sekundärsymptome alles andere als unauffällig. Aber sie werden von der Umwelt nicht unmittelbar als Stottern gewertet, und das ist das Ziel all dieser Maßnahmen. So nehmen viele Stotterer lieber in Kauf, als absonderlich zu gelten, als als Stotterer erkannt zu werden.

Ein erheblicher Nachteil aller genannten Strategien ist weiterhin, daß sie vom Stotternden so viel Energie erfordern, daß ein Gespräch an

Spontaneität verliert und die Angst, als Stotterer entdeckt zu werden, alles beherrscht. Dies führt dazu, daß die Aufmerksamkeit vom Inhaltsaspekt weg auf die Ausdrucksform gelenkt wird. Es entwickeln sich im Laufe der Zeit enorme psychosoziale Belastungen aus dieser Umgangsform.

Einige Stotterer leiden stark darunter, weil sie z.T. sprachlich nicht genau das vermitteln, was sie denken. Für das chronische Stottern gilt: Stottern ist das, was ein Stotterer macht, wenn er versucht, nicht zu stottern. Mit anderen Worten: Die Sekundärsymptomatik, also die Versuche, Stottern zu vermeiden, zu kaschieren oder mit Hilfe vermehrter Sprechanstrengung zu beenden, machen den größeren Teil des Erscheinungsbildes aus. Bleibt Stottern über längere Zeit bestehen und kommt es zu frustrierenden Kommunikationserfahrungen, zieht dies häufig Folgeprobleme nach sich: niedriges Selbstwertgefühl, verändertes soziales Kontaktverhalten, Übergeneralisierung der Bedeutung des Stotterns für verschiedene Lebenssituationen, Stottern wird zum Mittelpunkt des Lebens.

Und so wird für viele die Aussage eines erfahrenen Stottertherapeuten, der Stottern auch aus eigener Betroffenheit kennt, zur Realität:

„Das Stottern ist wie ein Eisberg. Das Stück über der Oberfläche, das man sieht und hört, ist in Wirklichkeit das kleinere Stück. Das bei weitem größere Stück ist das untere Stück – Scham, Furcht, Schuld und all die anderen Gefühle, die sich einstellen, wenn man versucht, einen einfachen Satz zu sprechen, und es nicht vermag."

(Sheehan 1989, 17)

Solche negativen Gefühle sind für Außenstehende nicht direkt wahrnehmbar. Genährt werden sie aus drei wesentlichen Quellen: den eigenen unangenehmen Gefühlen des Kontrollverlusts über die Sprechwerkzeuge, den realen herabwürdigenden Reaktionen anderer sowie erwarteter oder phantasierter Herabwürdigungen durch andere Menschen.

◆ Günstige Bewältigungsstrategien

Nun war bislang ausschließlich von einem von Belastung geprägten Erscheinungsbild des Stotterns die Rede. Doch dies muß nicht zwangsläufig so sein. Wichtig ist, daß Betroffene wiederholt Erfahrungen mit Sprechsituationen machen, auch wenn dabei Redeunflüssigkeiten auftreten. In dem Sinne ist der Slogan der Selbsthilfebewegung „lieber stotternd reden als flüssig schweigen" zu verstehen.

Abgesehen von der großen Zahl derjenigen, bei denen sich Stottern vollständig abbaut, gibt es weitere Beispiele positiver Entwicklungsverläufe, in denen die Symptomatik spannungsarm und der Umgang damit angstfrei geblieben ist. Zugrunde liegt eine annehmende Einstellung gegenüber den Redeunflüssigkeiten in dem Sinne: Akzeptiere die Tatsache, daß du stotterst – arbeite daran, wie du stotterst. Die beschriebenen Anstrengungen, Stottern um jeden Preis vermeiden zu wollen, entfallen somit. Die Basis für fließenderes Sprechen ist gegeben.

Verursachende und aufrechterhaltende Bedingungen des Stotterns

Nach heutigem Kenntnisstand bietet Stottern nicht nur hinsichtlich seiner Erscheinungsform, sondern auch im Hinblick auf die in Frage kommenden Ursachen ein heterogenes Bild, das keine allgemeingültige Aussage bezüglich der Entstehung der Redeunflüssigkeiten erlaubt. Von den meisten Fachleuten wird daher ein multikausales, idiographisches Bedingungsgefüge akzeptiert. Das bedeutet: Bei der Entstehung des Stotterns sind im Einzelfall verschiedene Faktoren denkbar, die miteinander interagieren.

Vieles spricht für eine physiologische Disposition zum Stottern, d.h. eine gewisse körperliche Bereitschaft dazu, das Symptom auszubilden. So sind beispielsweise in einigen Familien mehrere Angehörige von Stottern betroffen. Doch nicht nur diese familiäre Häufung, sondern auch die aus der Zwillingsforschung und aus neurophysiologischen

Studien gewonnenen Erkenntnisse deuten auf einen zugrunde liegenden körperlichen Faktor hin. So wurde beispielsweise in Experimenten bezüglich der Verarbeitung von Gehörtem, also der auditiven Wahrnehmung, festgestellt, daß minimale, technisch herbeigeführte Verzögerungszeiten der akustischen Wiedergabe des Gesprochenen zu Irritationen der Redeflüssigkeit führten. Stotternde sprachen symptomfrei, Nichtstotternde dagegen zeigten Sprechunflüssigkeiten. Besonders interessant war in diesem Zusammenhang der Befund, daß nichtstotternde Frauen längere Verzögerungszeiten benötigten, bis sich Unflüssigkeiten einstellten. Hinzu kam, daß sie sich rascher an die Verzögerungen gewöhnten und anpaßten. Sie waren insgesamt weniger leicht irritierbar. Die Annahme eines physiologischen Faktors ist in diesem Zusammenhang bei weitem plausibler als eine Interpretation aus psychosozialer Perspektive.

Die Ausprägung des Stotterns und der Stellenwert, den es im Leben des Einzelnen spielt, ist dagegen in hohem Maße von psychosozialen Einflüssen abhängig. Stottern hat also, so wie andere von der Norm abweichende Auffälligkeiten, eine sozialpsychologische Dimension, d.h. das Ausmaß der Sprechbehinderung ist mit bedingt durch die Reaktionen der GesprächspartnerInnen. Hier liegen Einflußmöglichkeiten des sozialen Umfeldes – im positiven wie im negativen Sinn. Von daher ist es verständlich, daß das Erscheinungsbild sich von Stotterer zu Stotterer so unterschiedlich darstellen kann.

Im folgenden Modell, entwickelt von dem Phoniater Johannsen und dem Psychologen Schulze (1993), finden Sie die derzeit diskutierte Faktorenkonstellation für die Entstehung, die Aufrechterhaltung und den Verlauf des kindlichen Stotterns (siehe auch Fiedler/Standop 1992; Kuhr 1991; Wittling/Both 1980).

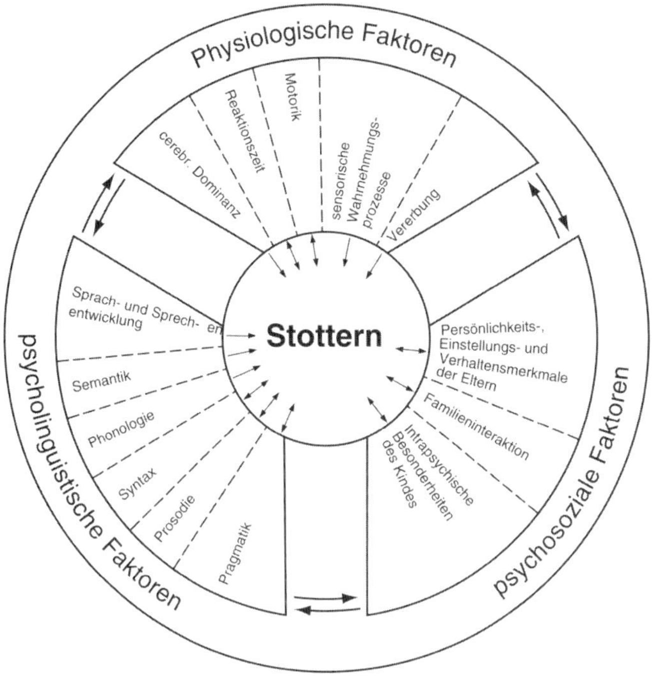

Modell der interaktiven Beziehung physiologischer, linguistischer und psychosozialer Einflußgrößen für die Entstehung, die Aufrechterhaltung und den Verlauf des kindlichen Stotterns. (Aus: Johannsen/Schulze, 1993)

Für alle im Schaubild erwähnten Einzelfaktoren gibt es Belege. Systematische empirische Untersuchungen über die Interaktion und die Dynamik der Faktorenkonstellation dauern dagegen noch an (Johannsen u.a. 1994). Man kann jedoch davon ausgehen, daß die physiologischen Faktoren die Voraussetzung für die Wirkung schädigender Einflüsse darstellen. Im Laufe der vielfältigen Erfahrungen mit dem Stottern, den eigenen Reaktionen und denen anderer darauf, verdichtet sich dies zu einem komplexen und einzigartigen Bündel.

Sehen wir uns im folgenden Kapitel an, wie sich dies im schulischen Alltag aus der Sicht Betroffener darstellen kann.

Kapitel 2: Stottern erleben

Erscheinungsformen und mögliche Ursachen sowie aufrechterhaltende Faktoren zu kennen, ist das eine – ein Verständnis für die Situation Stotternder zu entwickeln, eine andere Sache. Dies gelingt am ehesten über persönliche Berichte, wie sie im folgenden unkommentiert zu lesen sind. Natürlich lassen sich angesichts der Vielzahl der individuellen Erfahrungen Stotternder daraus keine repräsentativen Aussagen über deren Situation an Schulen ableiten. Dennoch wird eines deutlich: Unter ungünstigen Bedingungen war und wird die Schulzeit für Stotternde problematisch und angstbesetzt.

Sichtbar werden jedoch auch mögliche Förderansätze, für die ich sensibilisieren möchten.

Die Sicht von Schülerinnen und Schülern

Andreas, 17 Jahre alt

In meiner vierjährigen Grundschulzeit hatte ich immer sehr verständnisvolle Lehrer, mit denen ich zwar wenig sprach, aber trotzdem sehr gut klar kam. Sie gaben mir in „Lesen“ nie eine schlechte Note, obwohl ich nie gelesen habe. Auch bei der Note „mündlicher Sprachgebrauch“ nahmen sie Rücksicht auf mich, ich wurde in diesem Fach nicht benotet. So weit ich mich erinnern kann, meldete ich mich im Unterricht nur selten, ich bin auch selten drangenommen worden.

Von einigen Schülern wurde ich schon zu diesem Zeitpunkt bezüglich meines Stotterns gehänselt.

In der fünften Klasse hatte ich einen Lehrer, der für mein Stottern überhaupt kein Verständnis hatte. Er handelte nach dem Motto „Wenn er nichts sagen kann, dann ist er eben selbst daran schuld, wenn er eine Vier bekommt". An diesen Lehrer habe ich sehr schlechte Erinnerungen. Mit großer Angst ging ich zu seinen Unterrichtsstunden, da ich nicht an die Tafel geholt werden wollte. Doch dies tat er oft, ich bekam durch meine Angst, vor der ganzen Klasse zu stottern, kein Wort heraus. Ich fühlte mich sehr schlecht, da ich das Gefühl hatte, alle starrten nur auf mich und mein so gehaßtes Stottern. Ich konnte mich als Stotterer nicht akzeptieren.

Ich traute mich nicht, mit meinen Lehrern über das Stottern zu reden, das erledigte immer meine Mutter auf den Elternsprechtagen. Und jedes Mal kam sie von dort mit der Botschaft zurück, ich solle mich mehr melden. Leider leicht gesagt, aber meine Angst war zu oft zu groß. Einmal schaffte ich es dann doch, mich zu melden: Im Religionsunterricht sagte ich das Glaubensbekenntnis auf, das wir zu Hause auswendig lernen sollten. Erstaunlicherweise stotterte ich dabei kein einziges Mal, was mir bis heute völlig unerklärlich ist. Als ich es vollständig aufgesagt hatte, klatschte die ganze Klasse, worüber ich mich sehr freute. Ich war sehr stolz auf mich, daß ich mich endlich einmal gemeldet hatte, und dazu auch noch in einem völlig flüssigen Sprechen. Leider waren solche Situationen wahre Raritäten.

In der siebten Klasse kam ich aufgrund meiner Wahl zu Latein (dies wählte ich übrigens, um nicht so viel sprechen zu müssen) in eine neue Klasse. Dort kannte ich nur vier Schüler. Nachdem ich im Unterricht zum ersten Mal aufgerufen worden war, fingen einige meiner Mitschüler an, mich zu hänseln. Sie erklärten mich für dumm und nahmen mir diverse Dinge weg, die ich mir dann wiederholen mußte. Ich hatte nicht den Mut, mich zu wehren. Wenn ich von einem Schüler angesprochen wurde, der mich einmal geärgert hatte, ging ich sofort davon aus, er wolle mich auch dieses Mal ärgern, und so ging ich ihm gleich aus dem Weg. Dieses Verhalten bestärkte natürlich seine Meinung über mich. Ich meldete mich kaum noch, da mein Stottern immer stärker wurde. Dadurch bekam ich in mündlichen Fächern überwiegend Vieren.

An eine Deutschstunde, aus der ich mit sehr schlechten Gefühlen herausging, erinnere ich mich noch sehr gut: Es war in der achten Klasse, meine Deutschlehrerin veranstaltete einen kleinen „Wettbewerb". Sie wollte, daß sich alle Schüler zum Vorlesen melden. Dazu teilte sie die Klasse in zwei Gruppen ein und erklärte, daß die Gruppe, aus der sich zuerst alle meldeten, gewinnen würde. Ich bekam einen Schrecken, da das eine ganz klare Aufforderung ihrerseits an mich war, daß ich mich melde. Doch ich schaffte es einfach nicht, da ich genau wußte: Wenn ich jetzt aufzeige, muß ich vorlesen. Meine Mitschüler forderten mich lange dazu auf, mich zu melden, doch ich traute mich nicht. So gewann die andere Gruppe (was mir auch vollkommen gleichgültig war), doch das für mich damals sehr schlimme Resultat dieser Aktion war, daß alle aus meiner Gruppe auf mich sauer waren, da sie nur durch meine Starrheit verloren hatten. Ich fühlte mich entsetzlich, da nur ich allein an dem Mißerfolg der Gruppe schuld war. Nach der Schule sprach mich noch eine Freundin daraufhin an, warum ich mich nicht gemeldet hatte. Ich brachte nur einen Satz heraus, der mir bis heute noch gut in Erinnerung ist: „Du weißt ja gar nicht, wie das ist“. Das war das allererste Mal, daß ich mit Freunden über mein Stottern und meine Gefühle sprach, es war zwar nur ein kurzer Satz, aber immerhin.

Kurz vor meiner stationären Therapie hatte ich dann endlich mal ein Erfolgserlebnis: In einer ambulanten Therapie lernte ich eine Sprechtechnik, mit der ich in der Therapie gut klar kam, jedoch traute ich mich nicht, sie im Unterricht anzuwenden. So schlug mir meine damalige Therapeutin vor, diese Technik in einem ruhigen Gespräch mit meinem Klassenlehrer einzusetzen. Dies tat ich dann auch, als ein günstiger Zeitpunkt kam: Wir waren gerade in die Weihnachtsferien entlassen worden, außer mir und meinem Lehrer war niemand mehr im Raum. Ich erzählte ihm von meiner ambulanten Therapie und wendete dabei meine Sprechtechnik an. Es war ein tolles Gefühl, endlich einmal mit einer Person, der ich schon oft etwas sagen wollte, zu sprechen. Im Laufe des Gespräches baute ich meine Angst immer weiter ab. Wir vereinbarten eine Regel, nach der mich mein Lehrer nur dann drannehmen würde, wenn ich mich auch meldete. Dies habe ich dann auch einige Male geschafft. Insgesamt war ich nach dem Gespräch sehr glücklich, da es sprachlich gut war und mein Lehrer mir zuhörte.

Im Rahmen meiner stationären Therapie mußte ich zweimal einen Vortrag vor meiner ganzen Klasse halten. Als ich davon erfuhr, war ich ziemlich geschockt und dachte mir: „Dazu kannst du dich nie überwinden“. Doch ich mußte es tun. Ich bereitete meinen Vortrag selbständig vor, ich wollte das sagen, was mir wichtig erschien. Als es dann so weit war, wurde ich sehr unruhig, da ich noch nie vor der ganzen Klasse einen Vortrag gehalten hatte. Ich hatte Angst, daß meine Sprechtechnik „versagen“ könnte, da ich sie in der Schule noch nie angewandt hatte. Doch so schlimm wurde es zum Glück nicht, ich hatte mein Stottern und Sprechen voll unter Kontrolle. Nach meinem zehnminütigen Vortrag wurde ich mit Fragen überschüttet, meine Mitschüler schienen interessiert zu sein, da ich mit ihnen ja noch nie über das Thema Stottern gesprochen hatte. Die Hänseleien hörten danach auf.

Als ich dann nach dieser Therapie wieder in die Schule kam, konnte ich mich endlich am Unterricht beteiligen. Was mir dabei sehr wichtig erschien, war die Aufrechterhaltung des Blickkontaktes. Als sich ein Lehrer der Tafel zuwandte, um das von mir Gesagte zu notieren, wurde ich ganz verunsichert, ich wußte nicht, ob er mir noch zuhörte oder nicht.

Durch diese Vorträge lernte ich, daß das offene Sprechen über Stottern sich auch positiv auf die Art des Stotterns auswirken kann, da ich nun auch im Unterricht keine Angst mehr zu haben brauchte, wenn das Stottern wiederkommt. Alle wußten ja schließlich aus den Vorträgen, daß das Stottern irgendwann einmal wieder stärker werden könnte. Als dies eintrat, behandelten mich einige Lehrer im Unterricht genau so wie in einer gute Phase, womit ich sehr zufrieden war, andere nahmen mich nur noch selten dran.

Als ich vor zwei Monaten in die Oberstufe kam, änderte sich die Lage entscheidend. Durch das Kurssystem hatte ich in vielen Stunden neue Mitschüler. Die ersten Stunden meldete ich mich aus Angst in einigen Kursen überhaupt nicht. Als ich es dann nach einigen Tagen doch schaffte, war mein Stottern allerdings im Unterricht wieder sehr stark. Ich versuchte zwar, auf meine Sprechtechnik zu achten, doch es gelang mir einfach nicht, sie in der Form umzusetzen, wie ich es im Gespräch mit Freunden schaffte. Zum einen führte ich diese Veränderung zurück auf die Tatsache, daß meine Mitschüler nichts über mein Stottern wußten und ich zu gehemmt war, es ihnen zu zeigen, zweitens ist der

Unterricht eine andere Situation als eine normale Unterhaltung, da der ganze Kurs zuhört. Außerdem sind in der Schule manche Situationen ziemlich stressig, viele Schüler reden sehr schnell, man muß aufpassen, daß man nicht mitgerissen wird. Da mein Geschichtslehrer ebenfalls bemerkte, daß mein Stottern wieder stärker wurde, riet er mir zu einem Vortrag vor dem Kurs, genauso wie ich es damals vor meiner Klasse gemacht hatte. Das tat ich dann auch, beim Vortrag sprach ich sehr flüssig. Dieser Vortrag war für mich sehr hilfreich. Ich finde es wichtig, daß Lehrer und betroffene Schüler über das Thema Stottern sprechen. Ich war auf jeden Fall sehr glücklich, diesen Vorschlag von meinem Lehrer bekommen zu haben.

Sonja, 20 Jahre alt

Im Kindergarten mit ca. 5 Jahren hat mein Stottern begonnen. Was bis heute keiner weiß, ist warum. Als ich in die Grundschule kam, fingen die ersten Schwierigkeiten mit meinem Stottern an. Kinder, die ja noch zu klein dafür sind, um dies zu verstehen, hänselten mich und machten mich nach. Was mich aber (soweit ich mich daran erinnern kann) nicht verunsicherte oder bedrückte, denn ich war ja selber noch ein Kind und es machte mir nichts aus.

Als es um die weiterführende Schule ging, meinten meine Eltern, ich sollte trotz meiner guten Noten nicht auf eine Realschule oder ein Gymnasium gehen, sondern lieber eine Hauptschule besuchen, weil ich es dort leichter hätte mit meinem Stottern. Doch als ich dann auf die Schule kam, merkte ich erst, wie schwer man es mit einem Sprachfehler hat. Manche, zum Glück wenige Schüler, ärgerten mich. Aber sehr viele fragten, warum ich denn stottere, woher das kommt usw.

Ich schämte mich natürlich wahnsinnig dafür, weil alle anderen Schüler ja normal waren. Im Unterricht hatte ich immer sehr viel Angst, dranzukommen und zu stottern. Darum meldete ich mich so gut wie nie. Und damit wurde meine Angst zu sprechen (zu stottern) immer größer und ich verkroch mich immer mehr. Das Schlimmste war, daß meine mündlichen Noten total schlecht wurden und ich immer mehr in der Schule absackte. Das Lesen vor der gesamten Schulklasse war für mich immer Horror. Da sträubte sich alles in mir.

Im Vergleich zu anderen Stotterern hatte ich aber bestimmt viele Vorteile. Viele meiner Lehrer wußten von meinem Stottern und nahmen Rücksicht auf mich. Ich brauchte nicht oft zu lesen und kam selten dran, wofür ich ihnen sehr dankbar war. Nur leider wurden meine Noten davon nicht besser.

Nach der Hauptschule besuchte ich noch die Handelsschule. Die Schüler behandelten mich ganz normal wie jede andere. Aber manche Lehrer dort waren sehr egoistisch und gemein gegenüber mir als Stotternde. Einer dieser Lehrer forderte mich beispielsweise auf zu lesen. Ich fragte ihn ganz höflich, ob er nicht bitte jemand anders drannehmen könne, da ich im Augenblick sehr aufgeregt sei und bestimmt nichts herausbekäme. Er aber meckerte mich nur an und sagte: „Lesen kann die noch nicht mal, was kann die denn überhaupt?“ Und er fragte laut in die Runde, ob es in dieser Klasse auch Nichtbehinderte gebe. Das tat mir in diesem Augenblick echt weh und hat mich wirklich mitgenommen. Ich wäre am liebsten weinend rausgerannt. Was ich aber von den Mitschülern total nett fand, war: Circa fünf Schüler sind direkt aufgesprungen und zum Direktor gelaufen und haben sich über diesen Lehrer beschwert. Die anderen haben sich in der Klasse mit dem Lehrer angelegt! Obwohl ich ja Mitleid eigentlich nicht mag, fand ich das echt toll von meinen Mitschülern.

Als Stotterer hat man es wirklich nicht einfach. Leider machen manche es einem noch schwerer. Den Beruf, den ich eigentlich erlernen wollte, habe ich auch nicht bekommen. Ich habe viele Absagen wegen meines Stotterns erhalten.

Frank, 32 Jahre alt

Ich stottere ungefähr seit meinem 12./13. Lebensjahr – jedenfalls wurde es mir erst in der Realschule bewußt und beeinträchtigte mich zunehmend stärker.

In der Grundschule kann ich mich nicht daran erinnern, anders gesprochen zu haben als meine Mitschüler.

Also erst in der Pubertät trat mein Stottern verstärkt auf. Ich entsinne mich noch gut daran, daß ein neues Schuljahr begann und ich bei einer Wortmeldung im Deutschunterricht stotterte. Mein damaliger Deutschlehrer sagte danach der gesamten Klasse: „Der Frank hat in den Ferien Stottern gelernt", worauf meine Mitschüler lachten. Von diesem Zeitpunkt an wurde die Angst, vor der Klasse zu sprechen, immer größer. Ich meldete mich nur dann im Unterricht, wenn ich genau wußte, daß ich die Wörter stotterfrei herausbekommen würde.

Besonders schlimm war es für mich, wenn im Unterricht gelesen wurde – vor allem, wenn es nach der Reihe ablief. Je näher die Reihe an mich kam, desto größer wurde die Angst, gleich vorlesen zu müssen und dabei zu stottern. Ich sehnte den Pausengong herbei. Deprimierend war es auch, wenn ich Antworten gewußt und mich nicht gemeldet habe – aus Angst, zu stottern. Ein Mitschüler flüsterte mir die Antwort ins Ohr und war sehr erstaunt, daß ich immer noch nicht aufzeigte.

Meine Sprechangst breitete sich immer mehr aus – von einigen kleinen Hochphasen unterbrochen. Z.B. erinnere ich mich sehr gut daran, daß ich hervorragend Gedichte aufsagen konnte, ohne bei Wörtern hängenzubleiben. Auch Wut begleitete mich in dieser Zeit, etwa weil ich in Fächern, in denen mündliche Mitarbeit gefragt war, eher schlecht abschnitt. Unser damaliger Physiklehrer hatte die Angewohnheit, sehr häufig die Schüler nach ihrem Wissen abzufragen und dabei Noten zu geben. Dabei ließ er irgendwann einmal die Bemerkung ab, daß er nicht verstehen könne, wenn man nicht mündlich mitarbeitet, weil „Plappern kann jeder".

Ich dachte mir, wie wenig Ahnung doch dieser Mann hat. Letztendlich habe ich die Realschulzeit doch noch passabel hinter mich gebracht, da ich durch meine schriftlichen Arbeiten meine mündliche Leistung ausgleichen konnte. Denn beim Schreiben kann man nicht stottern.

Oranna, 31 Jahre alt

„Bitte mach, daß ich nicht stottern muß!"

Schon bevor ich eingeschult wurde, war ich mir meines Stotterns bewußt. Ich wurde gelegentlich gehänselt. Ein Mädchen aus der Dorfclique wollte mich nicht mit ihrer kleinen Schwester spielen lassen, da mein Stottern ja ansteckend sein könnte. Eine Therapie hatte ich zu diesem Zeitpunkt noch nicht gemacht. Alle hofften noch, daß sich das Problem, ähnlich wie bei meinem Vater, von selbst erledigen würde.

Während der ersten beiden Grundschuljahre hatte ich den Eindruck, daß ich wegen meines Stotterns weniger aufgerufen wurde. Dadurch fühlte ich mich ungerecht behandelt. Meine Mutter sprach dann mit der Lehrerin darüber. Richtig Angst vor dem Stottern bekam ich vor einem bevorstehenden Lehrerwechsel im dritten Schuljahr. Der neue Lehrer galt als streng und ich hatte während der gesamten Sommerferien Angst, bei der obligatorischen Namensnennung zu stottern. Also betete ich jeden Abend zu Gott: Bitte mach, daß ich nicht stottern muß. Der erste Schultag kam, aber ich erinnere mich heute nicht mehr daran, ob ich nun stotterte oder nicht, nur an meine große Angst während der gesamten Zeit vorher. Der Wunsch, um den ich Gott in den folgenden Jahren täglich bat, blieb derselbe: Bitte mach, daß ich nicht stottern muß!

Mitte des vierten Schuljahres bekam ich einen stationären Stottertherapieplatz. Währenddessen zogen meine Eltern um, und ich kam auf eine andere Grundschule. Dort spielte ich ein Tonband in der Klasse ab, das während meines Therapieaufenthaltes aufgenommen wurde und die Lehrer und Mitschüler über das Stottern und die Sprechtechnik, die ich anwenden sollte, informierte. Es war mir etwas peinlich, auf diese Weise in den Mittelpunkt zu rücken, aber so war mir der erste Tag in der neuen Schule schon leichter gemacht worden. Jetzt stand die Entscheidung an, welche weiterführende Schule ich besuchen sollte.

Durch die drei Monate im Sprachschulheim konnte ich den Anschluß in Mathematik nur mit Nachhilfe knapp erreichen, so daß ich nur gegen den Widerstand der Lehrerin auf das Gymnasium angemeldet wurde. Zum Gymnasium zu gehen, war für ein katholisches Mädchen vom Land damals noch etwas Ungewöhnliches. Es war auch nicht sicher, ob ich wegen meiner nur durchschnittlichen mathematischen Fähigkeiten die Schule überhaupt schaffen konnte. Außerdem stotterte ich ja auch noch. Ich war also sehr unsicher, als ich ins fünfte Schuljahr des Gymnasiums kam. Die vielen unbekannten Mitschülerinnen – es war ein Mädchengymnasium – verunsicherten mich ebenfalls. Jetzt fing es an, daß ich mich nicht mehr traute, mich freiwillig im Unterricht zu melden.

Die Angst, etwas Falsches zu sagen, ausgelacht oder korrigiert zu werden, wurde übermächtig. Um so wichtiger waren meine Leistungen im schriftlichen Bereich, die stimmen mußten. Diesen Druck habe ich als ungeheuer stark empfunden. Je weniger ich sagte, um so wichtiger wurde es, die richtige Antwort zu geben, wenn ich einfach so aufgerufen wurde. Am schlimmsten für mich waren aber die Übungen im Englischunterricht, bei denen reihum jeder einen Übungssatz sagen mußte. Mein Herz schlug mir bis zum Halse. Zehnmal hatte ich mir den Satz schon zurechtgelegt, mir wurde heiß und kalt und dann mußte ich mich durch die Antwort stottern. Das war so peinlich und demütigend. Bei der Beurteilung der mündlichen Leistung wurde jedoch unausgesprochen mein „Handicap" berücksichtigt. Eigentlich fand ich das gerecht. Nur hatte ich gegenüber den Mitschülerinnen, die ohne ersichtlichen Grund nichts sagten und entsprechende Noten erhielten, ein schlechtes Gewissen.

Nach meiner Erinnerung haben meine Lehrer mit mir nie über das Stottern gesprochen, obwohl es in der Schulakte vermerkt war. Ich glaube heute, daß ein Vieraugengespräch mir sehr geholfen hätte. Mündlich produzieren konnte ich mich in Kleingruppenarbeit, bei Rollenspielen und Diskussionen in der Kleingruppe. So war die Schulzeit für mich sehr stressig und sehr langweilig. Der Unterricht macht weniger Spaß, die Aufmerksamkeit läßt eher nach, wenn man nichts sagen will oder kann.

Trotzdem mußte ich immer darauf gefaßt sein, aufgerufen zu werden. Ich erinnere mich noch, wie meine Englischlehrerin einmal sehr wütend wurde, weil sie beobachtet hatte, wie viel und flüssig ich im Pausenhof sprechen konnte, mich aber im Unterricht nie beteiligte. Aber wie sollte ich das in diesem Moment erklären können? Ich wußte ja selbst nicht, warum.

Im Laufe der Jahre wurde meine Sprechangst immer größer. Jeden Tag nahm ich mir vor, heute zeigst du auf, jeden Tag versagte ich. Das ist ein schreckliches Gefühl. Dieses Verstummen ist furchtbar und je länger es anhält, um so unmöglicher ist es, diese Haltung aufzugeben. Es erschien mir, als sei ich unfähig, öffentlich zu sprechen.

Nochmals nahm ich an einer stationären Sprachtherapie teil. Anschließend ging ich mit neuem Selbstbewußtsein zur Schule, erzählte vielen Mitschülerinnen von meinem Problem, traute mich, im Unterricht aufzuzeigen – es ging mir besser. Hier hat mir auch die Haltung einer Lehrerin geholfen, bei der ich Referate und Protokolle mündlich aufsagen mußte, die mich nicht schonte. Und ich konnte es – auch weil ich gelernt hatte, mein Stottern zu kontrollieren. Aber mit dem Aufzeigen klappte es immer noch nicht so gut, ich stotterte ja auch weiterhin. Die Sprechangst, die sich über Jahre hinweg aufgebaut hatte, war eben nicht so leicht zu bewältigen. Inzwischen fragte ich mich auch, welchen Beruf ich einmal ergreifen soll.

In der Oberstufe las ich in der regionalen Zeitung erstmals von einer Selbsthilfegruppe von Stotterern in meiner Stadt. Die Teilnahme an dieser Gruppe hat mich sehr ermutigt. Dort erlebte ich Betroffene, die ganz verschiedene Berufe erfolgreich ausübten. In dieser Runde traute ich mich auch, frei zu sprechen. Ich erfuhr, daß ich mich in meiner Berufswahl nicht durch das Stottern einschränken lassen mußte. Als ich dann zu einem Seminar der Bundesvereinigung Stotterer-Selbsthilfe fuhr und mich vom Unterricht befreien lassen mußte, sprachen mich einige Lehrer erstmals auf mein Stottern an. Mein Engagement wurde unterstützt, der Geschichtslehrer erzählte mir von seinem stotternden Sohn, der Kunstlehrer hatte selbst einmal gestottert und nicht gewußt, daß ich stottere. Dies alles hat mir mein letztes Schuljahr vor dem Abitur wesentlich erleichtert. Heute übe ich einen Beruf aus, bei dem Sprechen im Mittelpunkt steht. Mein Motto heute: Du darfst stottern!

Dorothea, 29 Jahre alt

Als Schule, Angst und Stottern noch ein und dasselbe waren

Ich habe erst mit neun Jahren angefangen zu stottern. Und so, wie die Schule meine ganze Jugend über der Ort der größten Stotterängste und -qualen war, so war sie auch der Ort, an dem alles begann.

Nachdem ich die ersten drei Schuljahre mit permanentem Melden, Dazwischenrufen, unbekümmertem und flüssigem Reden, Lesen und Argumentieren verbracht hatte, änderte sich das schlagartig anläßlich einer Klassenwanderung zu Anfang des vierten Schuljahres.

Ich erinnere mich, daß wir einen steilen Abhang hinuntergingen, meine Freundin und ich am Schluß der Gruppe, als sich einige Kinder umdrehten und riefen „Stotterziege, Stotterziege!“

Ich lachte und fragte meine Freundin, wer wohl damit gemeint sei. Wir waren beide sehr verwundert – sie über meine Wahrnehmungssperre bezüglich meines Sprachfehlers und ich über die neu gewonnene Erkenntnis, wohl also einen solchen Sprachfehler zu haben. Tatsächlich stotterte ich erst seit kurzem, hatte es aber selbst noch gar nicht registriert.

Von da an verstummte ich immer mehr, schämte mich in Grund und Boden und zog mich sozial weitgehend zurück.

Auf dem Gymnasium stellte ich die mündliche Beteiligung im Unterricht vollständig ein. Meine Mutter telefonierte mit sämtlichen Lehrern, bat sie um Verständnis und Schonung ihrer Tochter, es wurden Arrangements ausgehandelt, nach denen ausschließlich meine schriftlichen Leistungen in die Bewertung einflossen oder ich zusätzliche schriftliche Aufgaben zu erledigen hatte. Komischerweise ließen sich fast alle Lehrer auf solche Abkommen ein: Ich nahm an der Unterrichtskommunikation fortan nicht mehr teil.

Hinzu kam, daß meine Symptomatik tonischer Art war und so in keiner Weise dem glich, was sich die Menschen in meiner Umgebung unter „Stottern“ vorstellten. Alle Ärzte, Lehrer, Freunde und Bekannten einschließlich meiner selbst waren der Überzeugung, ich habe eine obskure, einmalige Sprachstörung ohne Namen und Therapiemöglichkeiten. Hätte ich wenigstens „richtig“ (klonisch) gestottert, so wünschte ich mir, dann hätte jeder mein Problem einordnen und verstehen können, aber stattdessen konnte ich einfach meine Wörter nicht sagen. Nichts, einfach gar nichts kam aus meinem Mund heraus: Pause, verzerrtes Gesicht, Schamesröte, ein Würgelaut – nichts.

Einige Lehrer beabsichtigten nicht, mich einfach in Ruhe zu lassen. Unter ihnen gab es zwei Sorten: die Zynisch-Sadistischen mit der „Stell dich nicht so an“-Mentalität, die, nachdem sie mich auf dem Schulhof heftig mit Freunden diskutieren sehen hatten, unterstellten, ich gäbe meinen Sprachfehler nur vor, um mich vor den Anforderungen der Schule zu drücken, und jene, die durch das Einfordern kleinerer

Sprechaufgaben versuchten, mir Erfolge zu ermöglichen und das Selbstvertrauen in meine sprachlichen Kompetenzen zu erhöhen.

Von den vielen beschämenden, schweißtreibenden oder verletzenden Situationen, die mir aus jener Schulzeit noch in Erinnerung geblieben sind, seien einige hier kurz wiedergegeben.

6. Schuljahr, Mathematikunterricht. Die Hausaufgaben werden verglichen, und zwar in der von allen Stotterern so gehaßten Reihum-Methode. Ich habe bereits abgezählt, wann und mit welcher Aufgabe ich dran sein werde, eine schlichte einfache Addition mit einer Variablen. Jetzt sind noch vier vor mir, jetzt nur noch drei (mein Mund wird trocken), noch zwei (meine Zunge klebt ungebeten irgendwo unterm Gaumen), noch einer (ich spüre den unangenehmen Schweiß unter den Armen), jetzt! Mein Gesicht glüht und ich starre auf mein Heft, auf die „48", die ich sagen wollte, aber nicht sage. Der Lehrer ruft meinen Namen, er wird ungeduldig, will wissen, was los sei, ob ich es denn nicht hätte. Ich schüttele schnell den Kopf, weil ich eine Chance wittere, den häßlichen Block nicht offensichtlich werden lassen zu müssen. „Du hast die Hausaufgaben also gar nicht gemacht?" – „Nein", höre ich mich sagen, sehe von meinem vollgeschriebenen Heft auf und nehme halb dankbar, halb wütend das Minuszeichen hin, das ich dafür bekomme.

10. Klasse, Chemiesaal. Herr S. mixt eine appetitlich aussehende Lösung zusammen. Noch etwas hiervon, noch etwas davon – im Reagenzglas erstrahlt plötzlich eine feuerrote Flüssigkeit. Ein „Ah" und „Oh" geht durch die Reihen. „So, und welche Farbe erhalten wir nun?" Herr S. tritt näher an die vordere Sitzreihe heran (warum habe ich mich heute bloß nach vorne gesetzt?) und hält mir das Reagenzglas unter die Nase. Jeder sieht, daß es rot ist. Man muß gar nichts wissen, gar nichts können dafür. Es ist halt so eine rhetorische Frage, die er aber trotzdem beantwortet haben will, schnell und beiläufig, um dann zum eigentlichen Kern der Sache zu kommen. Ich kann nichts sagen. Ich komme mir so dumm vor. Irgendwer sagt „rot", und der Unterricht geht weiter. Herr S. geht wieder dazu über, mich, genauso wie vorher auch, zu ignorieren, genauso, wie meine Mutter ihn instruiert hat, genauso wie ich es gewohnt bin: isoliert im Schonraum zwischen Mitleid, Unverständnis, Ratlosigkeit und Peinlichkeit.

Jahrgangsstufe 11, Grundkurs Philosophie. Jeder Teilnehmer soll ein Referat halten. Referat? Na, das gilt natürlich nicht für mich! Ich werde mein Thema ausführlich schriftlich darstellen (extra viele Seiten, extra viel Fleißarbeit – man hat ja was zu kompensieren). Also setze ich mich ein, zwei Wochen hin und lese und formuliere einige schlaue Sachen über irgendwelche Scholastiker. Herr B. nimmt meine Arbeit auch zunächst widerspruchslos an bzw. mit nach Hause und liest sie. Einige Tage später überrumpelt er mich jedoch mitten in der Stunde mit dem Ansinnen, ich möge mein Referat doch bitte selbst, hier und jetzt vorlesen. Ich bin es gewohnt, daß man mich schont, bemitleidet, taktvoll übergeht, aber Herr B. scheint nicht vorzuhaben, von seiner Forderung abzurücken. Ich versuche noch mit ein paar vorsichtigen Widerworten, das Unheil abzuwenden, nehme aber langsam wahr, daß die Atmosphäre innerhalb der Klasse mir zugetan ist. Es gibt auch gar kein Entkommen – Herr B. ist dickköpfig und zeigt sich wenig beeindruckt von Telefonaten mit meiner Mutter.

Ich beginne also zu lesen. Ich schwitze, ich stottere, ich strauchele, ich presse, ich würge, aber ich lese. Ich spreche Wörter, die ich geschrieben habe, zu Gedanken, die ich mir gemacht habe, die gut sind, und die es wert sind, gehört zu werden. Es ist irgendwie vorbeigegangen, und Herr B. lobt mein Referat. Ich bin ihm böse, weil er mich gezwungen hat, zu schwitzen, komische Laute hervorzustoßen und mich zu schämen. Irgendwann geht das Gefühl weg, ihm böse zu sein. Ich hatte mich immer auf mein Stottern reduziert, und er wollte meine philosophischen Gedanken hören.

Mündliche Abiturprüfung, Biologie. Es ist eine absolute Grenzerfahrung. Ich glaube nicht, daß ich es schaffen werde. Bei so einer Prüfung steht jeder unter Druck, aber ich habe ja in Biologie innerhalb der letzten neun Jahre nicht ein einziges Mal den Mund aufgemacht! Die Prüfer kennen wahrscheinlich meine Stimme gar nicht, und ich habe noch nie ausprobiert, ob ich so etwas wie „Desoxyribonukleinsäure" überhaupt aussprechen kann.

Dann ist es soweit. Noch nie zuvor in meinem Leben habe ich so viel gestottert. Ich kneife die Augen zusammen, stampfe mit dem Fuß auf, verziehe das Gesicht, würge, bekomme kaum Luft, stoße unkontrollierte Vokale und Geräusche hervor, jongliere mit Flick- und Füllwörtern. Ich ekele mich vor mir, vor der Art, wie ich spreche und wie ich dabei aussehe. Ich schäme mich, ich schwitze, ich ärgere mich. Warum kann ich nicht normal sprechen? Die Prüfer hören mir zu, sind nachsichtig. Statt zehn Minuten werden mir zwanzig gewährt. Dann ist es vorbei, und ich fühle mich scheußlich. Es war so wahnsinnig anstrengend. Die verkrampfte Kiefermuskulatur tut weh, ich kann kaum mehr atmen, ich möchte vor Scham im Erdboden versinken, ich schwitze und zittere. Sie geben mir schließlich eine sehr gute Note. Ich denke, daß sie das aus Mitleid getan haben. Glücklich bin ich jedenfalls nicht – höchstens darüber, daß ich nie wieder in diese verdammte Schule muß.

Heute, zehn Jahre später, hat sich vieles, fast alles geändert. Heute bin ich selbst Lehrerin.

Die Sicht der LehrerInnen

Sie als indirekt Betroffene haben eine andere Sicht auf das Thema Stottern als Ihre betroffenen SchülerInnen. Wenn mir aus Ihrer Gruppe auch keine Erfahrungsberichte vorliegen, so weiß ich doch aus Gesprächen, was manche von Ihnen in dem Zusammenhang beschäftigt.

Stottern in der Schule ist nicht zwangsläufig problembesetzt. Die Lehrerin einer meiner kleinen Patientinnen zeigte sich neulich im Verlaufe unseres Telefonates erstaunt darüber, daß man die Regelbeschulung in Frage gestellt hat. Sie war der Überzeugung, ein „gesunder Menschenverstand" reiche aus, um mit dieser Anforderung im Schulalltag umzugehen. Schließlich habe jeder Stärken und Schwächen. Doch so unkompliziert stellt es sich nicht für jeden dar.

Stottern ist ein Phänomen, das viele Fragen aufwirft. Je nach Schweregrad der Symptomatik, Bewältigungsverhalten des Betroffenen und des Umgangs damit in der Klasse ruft es bei LehrerInnen unterschiedliche Empfindungen hervor.

Eine deutlich wahrnehmbare Symptomatik ist für manchen nicht einfach zu ertragen. Dem liegt Verschiedenes zugrunde. Manch einem ist es zunächst einfach unangenehm, einer spannungsreichen Stottersymptomatik zuzuhören. Viele gewöhnen sich mit der Zeit daran und können auch bei tonischen Symptomen selber entspannt bleiben. Der Gewöhnungsfaktor spielt sicherlich eine hilfreiche Rolle. Wesentlicher erscheint mir, möglichen tieferliegenden Gründen für das Unwohlsein nachzugehen. Manchmal sind es zwiespältige Gefühle: z.B. Ungeduld verspüren und diese abwehren, weil sie unvereinbar mit einer annehmenden Erziehungshaltung zu sein scheint; der Wunsch zu helfen, aber sich aufgrund von Unwissenheit ohnmächtig fühlen; einen Erziehungsauftrag spüren, aber untätig bleiben aus Angst, etwas falsch zu machen; ärgerlich sein darüber, daß manche stotternde SchülerInnen Antworten gerne ohne aufzuzeigen in das Unterrichtsgespräch einwerfen, gleichzeitig Nachsicht üben in der Annahme, daß er oder sie es ohnehin schwerer hat als andere; Mitleid und gleichzeitig Wut haben ob einer Situation, die man wenig versteht und scheinbar nicht beeinflussen kann.

Hinzu kommen schwer nachvollziehbare Beobachtungen bezüglich der Schwankungen der Redeflüssigkeit. Schon manche haben sich gefragt, warum eine Schülerin oder ein Schüler in der Pause mit KlassenkameradInnen offensichtlich mühelos kommunizieren kann, aber im Unterricht stottert. Leise Zweifel melden sich: „Ob derjenige sich nicht vielleicht doch einfach vor der Mitarbeit drücken will?“

In Gesprächen auf LehrerInnen-Fortbildungen zum Themenkreis Stottern wurde unter den engagierten PädagogInnen immer wieder deutlich, daß ihnen ihre Aufgaben und Zielsetzungen mitunter unklar war: Sollen sie therapeutisch tätig werden? Ist fließendes Sprechen das Ziel? Welchen Beitrag sollen sie leisten? Was wird von Ihnen erwartet? Andere wiederum äußern ihre Unsicherheit nicht, sondern reagieren unreflektiert mit dem einfachen Patentrezept, die Aufgabenstellung zu erhöhen und die Zuständigkeit dafür anderen zu übergeben. Im Fall von Stottern heißt dies: Sprachheilschule (siehe auch Kapitel 5).

Überforderung stellt sich ein angesichts großer Klassen, vielfältiger Probleme, die zum Teil aufgrund gesellschaftlicher Fehlentwicklungen entstanden sind, aber von der Schule gelöst werden sollen – bei gleichzeitig zunehmenden Leistungsanforderungen. Da bleibt wenig Zeit für den Erziehungsauftrag, und doch wird er stärker denn je eingefordert. Nicht selten kommt es bei hoch motivierten LehrerInnen zum mittlerweile bekannten Phänomen des „Burnouts".

Dem können Sie entgegenwirken, in Bezug auf Stottern über Information und gezielte Aktivitäten. Zahlreiche konkrete Anregungen dazu finden Sie im weiteren.

Gleichzeitig möchte ich Sie entlasten. Sie müssen nun nicht auch noch Fachfrau oder Fachmann für Stottern werden. Sie kommen im Grunde mit ein wenig Grundwissen aus, wie es Ihnen hier vermittelt wird. Ihnen werden Ihre Möglichkeiten der Einflußnahme deutlich, aber auch die Grenzen, in denen Sie sich dabei bewegen. Dies wird Sie vor einem überhöhten Anspruch an sich selbst schützen.

Sie werden auch feststellen, daß es sich bei dem empfohlenen Umgang (s. Kapitel 6) um allgemein hilfreiche pädagogische Prinzipien handelt, die ebenfalls anderen SchülerInnen zugute kommen. Es wird daher keine Zusatzbelastung für Sie sein.

Werden Sie aktiv, indem Sie sich bei Bedarf Unterstützung holen.

Kapitel 3: Stottertherapie

Therapeutische Verfahren

Angesichts des beschriebenen Erscheinungsbildes und der genannten Entstehungsfaktoren liegt es auf der Hand, daß auch therapeutische Maßnahmen auf die individuell vorliegenden Bedingungen abgestimmt sein müssen. Hinzu kommt die unterschiedliche Herangehensweise bei kindlichem Stottern gegenüber dem bei Jugendlichen und Erwachsenen. Allgemein kann man sagen, daß eine Stottertherapie methodenkombiniert vorgeht, wobei direkte und indirekte Verfahren sich ergänzen (vgl. Heap 1996; Demosthenes-Institut 1992). Eine Stottertherapie wird als Einzel- oder Gruppentherapie durchgeführt. Günstig ist eine Kombination von beiden Formen.

Zu den direkten Maßnahmen zählt man alle Maßnahmen, die auf den Abbau des Symptoms auf sprechtechnischer Ebene abzielen. Dies kann erreicht werden durch eine systematische Veränderung des gesamten Sprechmusters (Sprechtechnik) oder über die Verflüssigung der jeweils auftretenden Stottersymptome (Modifikationstechnik). Eine Sprechtechnik beinhaltet in der Regel verschiedene Bausteine. Die Verlangsamung der Sprechgeschwindigkeit ist ein wesentlicher Bestandteil. Hinzu kommt meist der weiche Stimmeinsatz. Wenn Sie einmal staunend „Ah" oder „Oh" sagen, bekommen Sie eine Vorstellung davon, was darunter verstanden wird. Der Höreindruck ist der, daß die Lautstärke der Stimme allmählich ansteigt. Eng damit verbunden ist die leicht verwaschene Aussprache der Konsonanten, insbesondere der Plosivlaute wie z.B. /P/ oder /T/. Solche Veränderungen wirken einer Verspannung der am Sprechen beteiligten Muskeln entgegen.

Modifikationstechniken unterscheiden sich von Sprechtechniken dadurch, daß sie erst dann zum Einsatz kommen, wenn ein Stottersymptom konkret auftritt. In der Therapie geht es darum, die Eigenwahrnehmung für auftretende Symptome zu fördern und mit solchen günstigen Veränderungen der Sprechweise das Stottern zu verflüssigen.

Indirekte Maßnahmen sind z.B. Gespräche mit Betroffenen oder deren Umfeld (Eltern, PartnerInnen, LehrerInnen, ErzieherInnen), Rollenspiele, Entspannungstechniken, Sprechspiele zur Förderung des Selbstvertrauens sowie der Rede- und Kommunikationsfreude.

Technische Geräte können als zeitlich begrenzte Sprechhilfen ebenfalls zum Einsatz kommen. Sie haben allerdings heute nicht mehr den Stellenwert, den sie in einer ersten Euphorie aufgrund der unmittelbaren Reduktion des Stotterns hatten. Zu schnell wurde deutlich, daß sie langfristig keine stabilen Veränderungen bringen.

Der Transfer und die Stabilisierung von Therapieergebnissen ist ein Thema, das für alle Verfahren gleichermaßen eine besondere Herausforderung darstellt.

Stottern ist veränderbar – jedoch nicht immer heilbar in dem Sinne, daß es zu keiner Zeit und in keiner Situation mehr auftritt. Daher sollte jeder Therapieansatz die Selbsthilfefähigkeiten aller Beteiligten fördern.

Organisationsformen von Stottertherapien

Die Auswahl einer Stottertherapie stellt manchen Suchenden vor schwierige Entscheidungsfragen. Vieles will bedacht sein: das therapeutische Konzept, die geeignete Therapeutin bzw. der Therapeut, die Organisationsform. Grob einteilen kann man nach ambulanten, teilstationären oder stationären Therapieangeboten.

Eine ambulante Behandlung umfaßt in der Regel ein- bis dreimalige Kontakte in der Woche. Die Therapie kann einzeln und/oder in der Gruppe durchgeführt werden. Die ambulante Versorgung ist meist wohnortnah.

Unter teilstationären Einrichtungen zählen z.B. ein Sprachheilkindergarten, eine Sprachheilschule oder allgemeiner: Tageseinrichtungen, die ein umfassendes Förderangebot abgestimmt auf mehrere Entwicklungsbereiche bereitstellen und die therapeutische Versorgung zeitintensiv in den Tagesablauf integrieren. Der Patient bzw. die Patientin verbleibt ansonsten im alltäglichen Wohn- und Lebensumfeld. Sprachheilpädagogische Tageseinrichtungen können aufgrund der Komplexität ihres therapeutischen Konzepts nicht flächendeckend angesiedelt werden. Sie haben daher ein weites Einzugsgebiet, so daß die wohnortnahe Versorgung nicht immer gewährleistet werden kann. In einigen Institutionen bestehen Fahrdienste.

Stationäre Einrichtungen sind ähnlich wie die zuvor beschriebenen Tageseinrichtungen in ihrem Förderangebot ganzheitlich ausgerichtet (s.u.) und aufgrund der organisatorischen Rahmenbedingungen in der Lage, ein intensives Therapieprogramm durchzuführen. Die PatientInnen leben für die Dauer der Behandlung in der Einrichtung. Die Beschulung im Kindes- und Jugendlichenalter sowie die Heimbesuche sind unterschiedlich geregelt.

Behandelnde Fachleute und Adressen

Stottertherapie wird von verschiedenen Berufsgruppen mit unterschiedlichen Akzenten angeboten: Atem-, Sprech- und StimmlehrerInnen, Diplom-PädagogInnen (SprachheilpädagogInnen), Diplom-PsychologInnen (PsychotherapeutInnen), LogopädInnen, SprachheillehrerInnen. Alle diese Fachleute haben eine sprachtherapeutische bzw. psychologische Grundausbildung. Die Ausbildungen gelten als Grundqualifikation, eine Spezialisierung auf Stottertherapie durch Fort- und Weiterbildung sowie Supervision ist notwendig.

Bei der Suche nach Fachleuten für Stottertherapie sind zwei Interessenverbände von Belang: die Bundesvereinigung Stotterer-Selbsthilfe e.V. und die Interdisziplinäre Vereinigung für Stottertherapie e.V. (IVS).

Adressen von Stotter-TherapeutInnen finden Sie am ehesten über den Interessenverband der Betroffenen, die Bundesvereinigung Stotterer-Selbsthilfe e.V. Hier können Sie sich auch entsprechend beraten lassen (s.o.). Die IVS unterstützt Sie bei Bedarf mit einem Mitgliederverzeichnis der TherapeutInnen der Interdisziplinären Vereinigung für Stottertherapie.

Beachten Sie bitte immer, daß Adressenlisten nicht mit einer Empfehlung gleichzusetzen sind. Selbst die Mitgliedschaft in einem der Interessen- oder Berufsverbände stellt kein Zertifikat dar. Vor Aufnahme einer Therapie ist daher immer ein persönliches Beratungsgespräch mit der Fachperson notwendig. Betroffene sollten sich selbst ein Bild über die Qualifikation machen. Vor allem sollten sie prüfen, ob das Angebot hinsichtlich der eingesetzten Methoden und der therapeutischen Beziehung für sie passend ist.

Bereits Anfang des zwanzigsten Jahrhunderts äußerte der damalige Volksschullehrer Rothe folgende Erkenntnis, die nichts an Aktualität eingebüßt hat:

„Nicht jede Therapie paßt für jeden Stotterer und für jeden Therapeuten, der eine arbeitet leichter nach dieser, der andere nach jener Methode. Der eine Patient ist empfänglicher für diese, der andere für jene Methode" (zitiert nach Scholz/Orthmann 1983, S. 81).

Das bedeutet für Betroffene, daß sie sich aus einem qualifizierten Therapieangebot dasjenige auswählen, das auf ihre Bedürfnisse zugeschnitten ist und mit Methoden arbeitet, zu denen sie einen Zugang finden.

Wichtig ist, daß Stotternde selbst aktiv mitarbeiten – unabhängig davon, ob sie dies in einer professionellen Therapie oder in einer Selbsthilfegruppe tun.

Bundesvereinigung Stotterer-Selbsthilfe e.V.
Gereonswall 112
50670 Köln
Tel.: 0221/139 11 06-07
Fax: 0221/139 13 70
http: //www.bvss.de
e-mail: info@bvss.de

Kapitel 4: Stotterer-Selbsthilfebewegung

Örtliche Selbsthilfegruppen

Heutzutage (im Jahr 1997) existieren in über achtzig Städten in der BRD Stotterer-Selbsthilfegruppen (SHG). Angefangen hat es 1970 mit der Gründung einer Selbsthilfegruppe in Westberlin. Diese Gruppe entstand aus Nachsorgetreffen einer Gruppentherapie heraus. Weitere Gruppen in zahlreichen Städten entwickelten sich. Im Laufe der Zeit nahmen viele Betroffene die Selbsthilfe als Alternative zu professionellen Therapien wahr, zumal damals kein ausreichendes therapeutisches Angebot vorhanden war. Mittlerweile hat sich dies in weiten Teilen Deutschlands geändert. Oftmals läuft die Mitarbeit in einer Selbsthilfegruppe parallel oder vorbereitend zu einer Therapie.

Die Arbeit der einzelnen Gruppen wird von den TeilnehmerInnen selbst bestimmt. Es gibt weder ein einheitliches Programm noch einen gleichförmigen Ablauf. Die Selbsthilfegruppen sind angewiesen auf die Ideen und das Engagement ihrer einzelnen Gruppenmitglieder. Ist dies vorhanden, sind erfahrungsgemäß positive Veränderungen für den einzelnen zu erwarten hinsichtlich der Akzeptanz des Stotterns und des Umgangs damit. Viele Menschen haben in der Selbsthilfe gelernt, ungehinderter und fließender zu sprechen.

Die Treffen finden regelmäßig, meist in öffentlichen Räumen, statt.

Landesverbände

Zusätzlich zu den Ortsgruppen gibt es momentan 7 Landesverbände. Sie stellen das Bindeglied zwischen den Ortsgruppen und dem Bundesverband dar. Zu ihren Aufgaben zählt beispielsweise die Zusammenstellung eines Seminarangebots für Betroffene, die Vertretung in der Öffentlichkeit (z.B. bei regionalen Gesundheitsmessen), Beratung bei Gruppenneugründungen, Betreuung der örtlichen Selbsthilfegruppen.

Für Stotternde bedeutet die Mitarbeit auf Landesebene eine weiterführende Auseinandersetzung mit der Thematik, wenn viele der persönlichen Probleme bewältigt sind. Öffentlich für eine Sache einzutreten, wirkt nicht nur auf gesellschaftlicher Ebene, sondern auch positiv auf das eigene Selbstbild. Viele sind im Laufe der Jahre selbstbewußter geworden, nicht zuletzt aufgrund der vielen gelungenen Redeerfahrungen, die sie im Rahmen ihrer Verbandstätigkeit machen konnten.

Bundesvereinigung Stotterer-Selbsthilfe e.V.

Die Bundesvereinigung Stotterer-Selbsthilfe e.V. (BV) wurde 1979 ins Leben gerufen. Die zentrale Aufgabe, die sich der Verband gestellt hat, lautet: *Die Verbesserung der Lebenssituation stotternder Menschen.*

Zwei Ansätze existieren zur Verwirklichung dieser Zielsetzung. Es ist zum einen der sogenannte direkte Ansatz, mit dem sich die BV im Sinne einer Dienstleistungsorganisation an betroffene Stotternde wendet. Beispiel hierfür ist das Serviceangebot in Form von Beratung, die Fachseminare für Jugendliche, verständliche und preisgünstige Veröffentlichungen zum Themenkreis Stottern; die Herausgabe der monatlichen Mitgliederzeitschrift „Der Kieselstein“ sowie des „Elternrundbrief“, der ca. zweimal pro Jahr erscheint.

Zum anderen ist es der indirekte Ansatz, bei dem es um die Interessenvertretung auf gesellschaftlicher und politischer Ebene geht. Hierzu zählen Öffentlichkeitsarbeit, z.B. durch Radio- oder Fernsehbeiträge; Gespräche mit dem gesundheitsfürsorgerischen Umfeld (Krankenkassen etc.); Zusammenarbeit mit gesundheitspolitischen Dachorganisationen wie z.B. der Bundesarbeitsgemeinschaft Hilfe für Behinderte (BAGH). Hinzu kommen die diversen Aktivitäten zum familiären, schulischen und beruflichen Umfeld. Im schulischen Bereich sind dies kostenlose Informationsblätter für LehrerInnen, Fortbildungsangebote, spezielle Publikationen. Aber auch die 1997 gestartete gemeinsame „Aktion Grundgesetz“, eine bundesweite Initiative der Aktion Sorgenkind, gehört dazu. Hier geht es um die Sensibilisierung von Diskriminierungen im schulischen Alltag. Über eine Schulplakataktion und andere Maßnahmen sucht die BV das Gespräch mit Schulen.

Die kurze exemplarische Aufzählung läßt bereits erahnen, daß für die Realisierung solch arbeitsintensiver Aufgaben reine Ehrenamtlichkeit nicht ausreicht. Zur Unterstützung unterhält die BV daher eine Geschäftsstelle, in der ein Team hauptamtlich tätig ist. Finanzielle Hilfe kommt seitens des Gesundheitsministeriums, das die wertvollen Beiträge der BV zur Verbesserung der Lebenssituation stotternder Menschen erkannt hat.

Ich möchte Ihnen nun drei Bereiche näher vorstellen, von denen ich überzeugt bin, daß auch Sie oder die Ihnen anvertrauten Kinder und Jugendlichen sowie deren Familien direkt davon profitieren können.

◆ Beratung

Die Menschen, die direkt oder indirekt mit dem Thema Stottern zu tun haben, beschäftigen meist viele Fragen.

Ein breit angelegtes, niederschwelliges Beratungsangebot ist also erforderlich. Dies bietet die Bundesvereinigung Stotterer-Selbsthilfe e.V. überregional für die gesamte BRD. Der schriftlich und telefonisch nutzbare Service ist unkompliziert und kostenfrei für Ratsuchende. Fragen Sie nach den aktuellen Beratungszeiten. Darüber hinaus existieren in einigen Städten Kontakt- und Beratungsstellen, die an die Orts- oder Landesgruppen angeschlossen sind. Dort ist auch ein persönliches Gespräch vor Ort möglich.

Wer berät?

Ausgebildete Fachleute sowie LaienberaterInnen aus der Selbsthilfegruppe führen die Beratungen durch. Auf diese Weise kommen verschiedene Perspektiven zur Geltung: das fachliche Wissen sowie das individuelle Erleben und die Erfahrung persönlich Betroffener.

Worum geht es in den Beratungsgesprächen?

Die Themen und Fragen sind natürlich individuell unterschiedlich. Entsprechend differenziert verlaufen die Gespräche. Dennoch lassen sich grobe Bereiche benennen:

- persönlicher Gesprächsbedarf zum Erleben und Umgang mit Stottern,
- Serviceleistung: Adressen von StottertherapeutInnen, kostenloses Infomaterial etc.,
- Fachinformationen wie z.B. Literaturempfehlungen, Fortbildungen oder redaktionelle Unterstützung bei Veröffentlichungen.

Es bestehen Kooperationen zu weiteren Fach-, Berufs- und Interessenverbänden, auf deren Dienste bei Bedarf verwiesen wird. Wichtig ist der Bundesvereinigung, daß Ratsuchende nicht nur Sachinformationen erhalten, sondern Mut fassen, sich aktiv mit dem Stottern auseinanderzusetzen.

An wen richtet sich das Beratungsangebot?

Jeder kann das Beratungsangebot in Anspruch nehmen. Es ist gleichgültig, ob die Person selber stottert oder aus dem nahen oder entfernteren Umfeld stammt. Jede Frage wird beantwortet. Auch LehrerInnen und Jugendliche haben schon um Rat gebeten. Im folgenden sehen Sie ein Beispiel dazu.

Beispiel aus der Beratungstätigkeit

Anita Schmitz, Sprachheilpädagogin (aus: Elternrundbrief 5/6 1996)
Im Rahmen der schriftlichen Beratung erreichte uns der Brief einer 17jährigen stotternden Gymnasiastin. In diesem Brief schilderte sie einige Probleme, die sie durch ihr Stottern in der Schule hatte: Sie war eine gute Schülerin und redete eigentlich auch gerne, hatte im Unterricht jedoch ständig Angst, etwas gefragt zu werden, traute sich nicht, sich zu melden und saß daher meist schweigend an ihrem Platz, obwohl sie vom Wissen her viel zum Unterricht hätte beitragen können. Da nur zwei Lehrer und wenige Freunde wußten, daß sie stottert, hatte sie große Angst, als Stotternde erkannt zu werden.

Sie befürchtete, die anderen könnten sich lustig machen und würden sie nicht verstehen, wenn sie von ihrem Stottern wüßten. Daher war sie beim Sprechen ständig damit beschäftigt, durch Zurechtlegen und Austauschen der Wörter das Stottern zu vermeiden. In meinem Antwortbrief erhielt sie den Hinweis, daß nach unserer Erfahrung viele Stotternde es als große Entlastung empfinden, wenn sie beginnen, offener mit ihrem Stottern umzugehen, und nicht mehr alle Energie darauf verwenden, nicht als Stotterer erkannt zu werden. Ich schlug ihr vor, mit einem Lehrer ihres Vertrauens über ihr Stottern zu sprechen und ihn zu bitten, ihr die Möglichkeit zu geben, einmal in einer Unterrichtsstunde auch die Mitschüler über das Phänomen Stottern und ihre persönlichen Probleme damit zu informieren. Dieses „Outen" würde zwar sehr viel Mut und Überwindung kosten, in der Folge jedoch Erleichterung mit sich bringen.

Einige Zeit, nachdem ich Sandra geantwortet hatte, erhielten wir von ihr folgende Rückmeldung über eine von ihr gestaltete, positiv verlaufene Unterrichtsstunde zum Thema Stottern:

Hallo Anita!
Ich schreibe Dir und auch allen anderen aus der Stotterer-Selbsthilfe, um mich bei Dir/Euch zu bedanken. Ich habe nach Köln einen langen Brief mit meinem Sprachproblem geschrieben und bekam gleich eine Antwort von Dir, Anita. Dafür danke ich Dir und für Deinen Tip, mich endlich vor meiner Klasse zu „outen". Ich habe mit meinem Deutschlehrer gesprochen und ihn um einen Kurzvortrag gebeten, dem eine Diskussion mit der Klasse folgen sollte. Heute war es endlich soweit. Ich war gut vorbereitet, aber auch wahnsinnig aufgeregt. Mein Lehrer hatte mir eine Unterrichtsstunde gegeben, die ich auch voll ausnutzte. Mein Vortrag war echt super, obwohl ich mir teilweise ganz schön einen „abgestottert" habe. Aber da muß man drüber hinweg. In dem Vortrag habe ich meine 30 Mitschüler über alles informiert, was mir zum Thema Stottern wichtig erschien. Wie sie reagieren sollen, was Stottern ist... Das erste Mal war die 10a bei einem Vortrag still. Alle haben mich groß angestarrt. Sie waren wirklich total überrascht über die Tatsache, daß ich stottere. Ich glaube, ab heute gibt es in Weimar 30 Jugendliche

weniger, die über Stotterer lachen werden. Der Tag war heute echt ein Erfolg. Auch bei der anschließenden Diskussion, die auch ich leitete, war großes Verständnis bei den Leuten vorhanden. Ich bin so glücklich, daß ich jetzt endlich frei stottern kann, denn ich habe es immer so gut es ging unterdrückt. Ach ja, ich habe heute in der Deutschstunde das Heft von Euch mit ausgeteilt, das heißt „Stottern D ein Problem". Ich hatte es von meiner Stotterer-Selbsthilfegruppe aus Erfurt und ich muß sagen, es fand großen Anklang in der Klasse. Ich glaube, wenn Ihr mit dieser Art von Aufklärung mehr an die Öffentlichkeit (Schulen) gehen würdet, könntet Ihr vielen Stotterern damit helfen. Ich habe mir heute selber geholfen, aber nicht alle Stotterer können so offen über ihr Problem reden.

Ganz liebe Grüße und nochmal vielen Dank sagt Dir, Anita,

Deine Sandra

◆ Fortbildung

Die Landesgruppen sowie die Bundesvereinigung bieten Seminare zum Themenkreis Stottern, Kommunikation, Therapie und Selbsthilfe an. Über die Informationen und Übungen hinaus ist dabei der Erfahrungsaustausch sehr wichtig. Das Gespräch mit anderen, die sich in einer ähnlichen Situation befinden oder mit einem vergleichbaren Problem konfrontiert sehen, regt eigene Bewältigungsstrategien an. Dies kann zwar in weiten Teilen auch über Literatur vermittelt werden. Dennoch können dabei zwangsläufig die Überlegungen zur individuellen Ausgangslage nicht in dem erforderlichen Maße berücksichtigt werden wie im gemeinsamen Gespräch.

Für Jugendliche und Eltern mit ihren Kindern gibt es spezielle Veranstaltungen. Für Fachleute aus dem pädagogischen und sprachtherapeutischen Bereich hält die Bundesvereinigung flexible Möglichkeiten bereit. In der Vergangenheit hat sie auf Anfrage, beispielsweise gemeinsam mit einem schulpsychologischen Dienst, an einer Schule vor Ort eine Veranstaltung durchgeführt sowie über die Bezirksregierungen Köln und Düsseldorf regionale Fortbildungsangebote bereitgestellt.

Folgende Seminarbeschreibung einer Teilnehmerin soll Ihnen einen kleinen Einblick in diesen Arbeitsbereich geben.

Beispiel aus der Fortbildungstätigkeit

Silke H., Sonderschullehrerin
(Auszug aus dem Elternrundbrief 5/6 1996)

Etwa 20 interessierte LehrerInnen von den Schultypen Grund-, Sonderschulen und weiterführende Schulen hatten sich zu dem ganztägigen Seminar „Stotternde Kinder und Jugendliche im schulischen Alltag" eingefunden, das über die Bezirksregierung Köln in Zusammenarbeit mit der Bundesvereinigung Stotterer-Selbsthilfe e.V. angeboten wurde.

In der Vorstellungsrunde stellte sich sehr schnell heraus, daß alle aufgrund konkreter Betroffenheit in den Klassen mit dem Thema „Stottern" gekommen waren und sich nähere Informationen über Stottern und pädagogische Maßnahmen erhofften.

Alle TeilnehmerInnen berichteten kurz über ihre Erfahrungen mit den stotternden Schülern in ihren Klassen, eine Kollegin konnte nicht nur aus der Lehrerin- sondern auch der betroffenen Elternsicht berichten. Dies war besonders wertvoll, da sie die hohe emotionale Anspannung von Eltern erläutern und so einige zunächst für LehrerInnen unverständliche Reaktionen im Gespräch aufklären konnte.

Frau Schindler zeigte uns zunächst zum besseren Verständnis des Stotterns das Video „Was ist Stottern? – Ende eines Mythos".

Dieses Video machte noch einmal deutlich, daß die Ursachen für Stottern sehr vielschichtig sein können und immer individuell diagnostiziert werden müssen. Für alle war es besonders interessant zu hören, daß die weit verbreitete Ansicht, daß Stottern durch familiäre Probleme oder bestimmte Persönlichkeitszüge, z.B. große Ängstlichkeit, bedingt sei, wissenschaftlich nicht haltbar ist. Das im Film vorgestellte Waagemodell machte klar, auf welche Faktoren die zeitlichen Schwankungen in der Stärke des Stotterns zurückzuführen sind. Diese Information war sehr hilfreich, weil wir als LehrerInnen diese Schwankungen in einer stark mündlich arbeitenden Schule immer wieder feststellen, ohne Ursachen erkennen zu können, und falsche Wirkungszusammenhänge herstellen. Für die meisten KollegInnen war es außerdem hilfreich, mit dem Wissen nun sensibler für die Symptome zu sein und mit den Fachausdrücken „klonisch“, „tonisch“, „Dehnungen“ und „Blockaden“ besser umgehen zu können.

Auf dem Hintergrund der bis zu diesem Zeitpunkt erworbenen Kenntnisse führten die LehrerInnen aus, es sei ihnen nun auch das Gespräch mit den SchülerInnen und Eltern leichter. Viele hatten bisher befürchtet, ein direktes Gespräch verstärke wahrscheinlich den Druck und unterließen es daher. Zusammen mit der mangelnden Sachkenntnis führte dies bei den meisten zur Tabuisierung des Themas „Stottern“ sowohl den SchülerInnen wie den Eltern gegenüber, da man „nichts falsch machen wollte“, fürchtete zu den Sprechproblemen neue hinzuzufügen, ohne es zu wollen. Dieses Seminar hat wohl allen TeilnehmerInnen deutlich gemacht, daß dies der völlig falsche Weg ist. Das Stottern muß thematisiert werden bei gleichzeitiger Betonung und Förderung der Stärken des Stotternden. Auch die Tendenz vieler LehrerInnen, stotternde SchülerInnen immer wieder vor Frustrationen im Unterricht schützen zu wollen, indem man ihnen Sprechaufgaben erspart, stellte sich in der Diskussion als wenig hilfreich heraus.

Die Veranstaltung hat auf Seiten der anwesenden LehrerInnen sicher dazu beigetragen, eigene Unsicherheiten, die auf Unkenntnis beruhten, abzubauen.

◆ Demosthenes-Verlag

Im Jahre 1986 gründete die Bundesvereinigung Stotterer-Selbsthilfe e.V. ihren eigenen Verlag, der 1996 den Namen „Demosthenes-Verlag“ bekam. Ziel des Verlages ist es, fachlich fundierte und gleichzeitig gut verständliche Informationen zu publizieren. Damit können Themen aus den Beratungsgesprächen oder Fortbildungen vertieft werden. Für andere LeserInnen dagegen ist Literatur eine kostengünstige und unaufwendige Alternative dazu. Hinzu kommt ein weiterer Aspekt, der insbesondere für stotternde Jugendliche bedeutsam ist.

In Gesprächen mit Jugendlichen fällt immer wieder auf, daß diese trotz eines hohen Leidensdruckes wenig Bereitschaft haben können, eine Therapie zu beginnen oder eine Beratungsstelle aufzusuchen.

Stottern ist mit soviel Angst und Scham verbunden, daß sie darüber zunächst mit keinem sprechen möchten. Dies gilt nicht nur für die Person des Therapeuten oder der Therapeutin, sondern diese Hemmung zeigt sich häufig allgemein Erwachsenen gegenüber. In ihnen wird nicht eine mögliche Vertrauensperson gesehen, die einem bei der Bewältigung eigener Probleme helfen könnte. Die Scham, sich zu öffnen, und die Angst, nicht verstanden zu werden, überwiegen.

Aus dem Bereich der Jugendforschung und der Psychologie ist bekannt, daß dies ebenfalls für andere Themenbereiche gilt, die Jugendliche als problematisch erleben. Man weiß allerdings auch, daß Ihnen der Zugang zu der sie beschäftigenden Thematik über ein Buch oftmals leichter fällt. Damit bietet sich eine Chance, Jugendliche bei der Bewältigung des Stotterns zu unterstützen. Wissensvermittlung verändert bereits die Sicht auf ein Problem. Eine sachlich-fachliche Diskussion erleichtert den Einstieg in die Auseinandersetzung, auch im Gespräch mit Ihnen als LehrerIn.

Hinzu kommt, daß man beispielsweise durch Erfahrungsberichte den sich vereinzelt glaubenden Jugendlichen ein Modell dafür bieten kann, daß Stottern und, vielleicht noch wichtiger, die negativen Gefühle und Einstellungen, die damit verbunden sind, tatsächlich dauerhaft veränderbar sind. Hoffnung stellt einen wichtigen Motor dar, wenn man für schwierige Aufgaben eine Lösung finden will. Diese Hoffnung wird häufig durch Personen vermittelt, die das gleiche Problem auf die eine oder andere Art bereits bewältigt haben. Dies ist einer der Gründe dafür, warum die Arbeit von Selbsthilfegruppen so wertvoll ist.

Seit Mitte der 80er Jahre ist das Verlagsprogramm stetig gewachsen. Das Programm ist vielfältig und der Verlag in Fachkreisen und unter Betroffenen gleichermaßen anerkannt. Alle Titel aufzuführen würde den Rahmen sprengen, doch ich möchte Sie mit der nun folgenden kleinen Auswahl aus dem Verlagsprogramm (mit markiert) auf das komplette Angebot neugierig machen und Literaturempfehlungen aussprechen.

Der Verlag führt auch kostenloses Material, das sich für den Einsatz im Unterricht eignet. Lassen Sie sich einen Prospekt zusenden.

Beispiele aus der Verlagstätigkeit und Literaturtips

Benecken, Jürgen: Wenn die Grazie mißlingt – Stottern und stotternde Menschen im Spiegel der Medien. Köln 1996

Wenn Sie dieses Buch aufschlagen, werden Sie zahlreiche Materialien finden, die sich für eine sozialwissenschaftliche Beschäftigung im Unterricht mit dem Thema Stottern eignen. Der Autor hat verschiedene Medien durchforstet und den gesellschaftlichen Diskurs über Stottern analysiert.

Demosthenes-Institut (Hrsg.): Stottern und Selbsthilfe. Köln 1996

Dieses Buch gibt einen spannenden Einblick in die mehr als 25-jährige Geschichte der Stotterer-Selbsthilfebewegung. Zahlreiche Mitglieder aus der Selbsthilfeszene haben mit ihren Artikeln dazu beigetragen. Sie wissen meist aus eigener Erfahrung um die Gefühle wie Angst, Resignation und Mutlosigkeit, die sich im Zusammenhang mit den Unterbrechungen im Redefluß einstellen können. Sie haben aber auch erlebt, daß es wirksame Hilfen im Umgang mit dem Stottern gibt.

Wenn Sie diesen Ratgeber lesen, werden Sie erstaunt sein, in welchem breiten Spektrum diese Organisation engagiert ist. Vor allem werden Sie nach der Lektüre feststellen, daß auch Ihre Fragen und möglichen Probleme im Umgang mit Stottern in der Schule bei der BV gut aufgehoben sind.

Heap, Ruth (Hrsg.): Wenn mein Kind stottert. Köln 1996

Das Beratungstelefon wurde im Laufe der Jahre von unzähligen Menschen genutzt. Viele unter ihnen sind Eltern. Ruth Heap hat deren Fragen nicht nur telefonisch beantwortet, sondern ebenfalls aufgeschrieben, systematisiert und ein Autorinnenteam zusammengestellt. Auf diese Weise entstand ein Buch, das in Fachkreisen große Beachtung gefunden hat, weil es wie kein anderes auf die grundlegenden Sorgen und Fragen der Eltern eingeht.

Sie als LehrerIn werden für das Ihnen anvertraute Kind genauso von den Anregungen profitieren.

Hennen, Erhard (Hrsg.): Entmachtung des Stotterns. Solingen 1989

Wie haben es andere bloß geschafft, mit ihrem Stottern klarzukommen? Das mag sich schon so mancher gefragt haben, der erwachsene Stotterer kennengelernt hat, die ihre Symptomatik im Griff haben und sich nicht mehr dadurch behindern lassen. Die biographischen Berichte in diesem Band geben Auskunft dazu. Sie machen Mut, selbst aktiv zu werden.

Hood, Stephen B. (Hrsg.): An einen Stotterer. Solingen 1989 (6. Auflage)

Kein Wunder, daß es dieses Buch bereits in der sechsten Auflage gibt. Einzigartig und interessant ist die Tatsache, daß hier stotternde StottertherapeutInnen aus den USA ihre Erfahrungen und Ratschläge vermitteln. Eine Botschaft teilen sie gleichermaßen: Es ist nicht so wichtig, ob jemand stottert, aber wie er bzw. sie es tut, ist dagegen von immenser Bedeutung.

Schindler, Angelika: Stottern erfolgreich bewältigen. Midena-Verlag 1998

Dieser Ratgeber richtet sich an (junge) Erwachsene. Angefangen über Erscheinungsbild, Ursachen und Therapiemöglichkeiten spannt er einen weiten Bogen von Hilfen bei der Wahl einer Stottertherapie, Orientierungshilfen für Angehörige bis hin zu konkreten Anregungen zur Selbsthilfe für Betroffene.

Sie werden hier für die Beratung von KollegInnen oder des familiären Umfeldes wertvolle Hinweise finden.

Wendlandt, Wolfgang: Zum Beispiel Stottern. Stolperdrähte, Sackgassen und Lichtblicke im Therapiealltag. München 1984

Hier findet ein Thema Beachtung, das unweigerlich mit Stottertherapien verknüpft ist: Stagnationen und Rückfälle in der gemeinsamen Arbeit, aber auch konstruktive Anregungen zum Umgang damit. Aufbereitet ist die Thematik in Form von fiktiven Briefen eines ehemaligen Klienten an seinen Therapeuten. Dies führt nicht nur zu einfühlsamem Lesen, sondern ist auch bestens geeignet, um einzelne Passagen mit einem stotternden Jugendlichen oder Erwachsenen zu besprechen.

Wendlandt, Wolfgang: Stottern ins Rollen bringen. Die Kiesel des Demosthenes. Köln 1994

Wodurch ist Stottern veränderbar? Hier finden Sie Antworten – auf eine ungewöhnliche und fesselnde Art.

Bücher für Jugendliche

Demosthenes-Institut (Hrsg.): Wenn das Sprechen klemmt. Ein Ratgeber für Jugendliche. Köln 1996 (94 Seiten)

Stotternde Jugendliche und Fachleute haben zu diesem Buch beigetragen. Und so ist ein hilfreicher Ratgeber daraus geworden, der Jugendliche so anspricht, wie sie es verstehen können. Zusätzlich zu den obligatorischen Themen werden die für Jugendliche wichtigen sozialen Aspekte hinsichtlich Freundeskreis, Schule und Familie besprochen.

LehrerInnen bekommen einen Einblick, mit welchen Fragen sich stotternde Jugendliche konfrontiert sehen.

de Zanger, Jan: Die Glasmurmel. Rheinbreitenbach 1993 (3. Auflage) (78 Seiten)

Dieses und auch das folgende Buch bieten einen literarischen Zugang zu der Thematik. Die Glasmurmel ist eine Übersetzung aus dem Niederländischen, erschienen in der Reihe „Streifzüge", die von Prof. Dr. Peter Conrady herausgegeben wird. Formuliertes Ziel ist es, Jugendlichen Inhalte zu vermitteln, die sie betreffen, ihnen überschaubare Handlungen anzubieten und einen gut verständlichen Text zu präsentieren, sowohl in stilistischer als auch gestalterischer Hinsicht.

Die (Kurz)Geschichte bietet gute Anlässe, um mit jüngeren Jugendlichen (ab 12 Jahre) über Stottern, ihre Gefühle und Probleme ins Gespräch zu kommen.

Klare, Margaret: Hallo, hier ist Felix! Recklinghausen 1994 (125 Seiten)

Margaret Klare versteht es auf hervorragende Weise, die Innenansicht eines stotternden Menschen zu beschreiben. Ängste, Schamgefühle, Enttäuschungen, Mutlosigkeit aber auch Hoffnung auf Veränderungen werden ansprechend geschildert, so daß ich dieses Buch nicht nur jedem stotternden Jugendlichen wünsche, sondern allen Eltern und Bezugspersonen ans Herz lege. Sie erfahren möglicherweise wichtigere Dinge, als sie in Ratgebern oder Fachbüchern nachzulesen sind.

Videos zum Thema Stottern

In Zusammenarbeit mit dem Demosthenes-Forum der Bundesvereinigung Stotterer-Selbsthilfe e.V. ist auf der Grundlage eines Konzepts des Diplom-Psychologen Axel Ganter die im folgenden dargestellte fünfteilige Videoreihe zum Themengebiet Stottern erstellt worden.
Die Filme sind auch über die Landesfilmdienststellen erhältlich.

Dutzmann, Folker / Kofort, Michael: Was tun, wenn mein Kind stottert? Köln 1993 (Video)

Redeunflüssigkeiten treten bei ca. 80 % aller Kinder im Laufe der Sprachentwicklung auf. Nicht immer handelt es sich um beginnendes Stottern, doch Eltern sind meistens darüber beunruhigt. Oft plagen sie sich mit Schuldgefühlen, da sie denken, sie hätten etwas falsch gemacht. Hier helfen Informationen über mögliche Ursachen und Förderprinzipien. Dieser Ratgeber unterstützt betroffene Eltern im Umgang mit dem Stottern.

Dutzmann, Folker / Kofort, Michael: Mein Schüler stottert. Köln 1993 (Video)

In der Selbsthilfebewegung sind Jugendliche eine wichtige Zielgruppe. Einige Angebote richten sich ausschließlich an sie. Die langjährigen Erfahrungen aus dieser Arbeit sind in dem Filmbeitrag verdichtet und stimmungsvoll in Szene gesetzt. Interessant ist er natürlich für Sie als Lehrerin oder Lehrer, aber auch für Fachleute in der außerschulischen Arbeit. Doch auch stotternde Jugendliche dürften ihn mit Spannung verfolgen. Den MitschülerInnen kann er einen Einblick in die Erlebniswelt eines Stotternden geben.

Dutzmann, Folker / Kofort, Michael: Stottern: (K)ein hoffnungsloser Fall? Köln 1993 (Video)

Zuerst die gute Nachricht: Stottern ist veränderbar – in jeder Lebensphase. Und nun die schlechte Nachricht: Niemand kann versprechen, Stottern zu heilen in dem Sinne, daß zu keiner Gelegenheit mehr Unflüssigkeiten auftreten. In diesem Beitrag geht es um Möglichkeiten der Veränderung, aber auch um Grenzen einer Stottertherapie.

Dutzmann, Folker / Kofort, Michael: Was ist Stottern? Köln 1993 (Video)

Diesen Film sollte sich jeder ansehen, der seine Vorurteile abbauen und Wissen aneignen möchte. Dies ist ein rundum gelungener Beitrag, der nicht nüchtern auf reine Ursachenforschung abzielt, sondern einfühlsam die Lebenssituation stotternder Menschen verdeutlicht, therapeutische Möglichkeiten aufzeigt sowie die Chancen, die das Engagement in Selbsthilfegruppen bieten.

Dutzmann, Folker / Kofort, Michael: Ich stottere – was kann ich tun? Köln 1993 (Video)

Dieser Film zeigt die Vielfalt der Stotterer-Selbsthilfegruppen, die mittlerweile in über 80 Städten in der gesamten BRD bestehen. Wie für alle anderen Videos gilt auch hier: ein äußerst sehenswerter Film mit hohem Informations-, aber auch Unterhaltungswert.

Vom Konzept bis zur Ausführung einzigartig und auf hohem fachlichem Niveau, bietet die gesamte Reihe einen guten Einstieg in das Thema Stottern.

Angrenzende Themenbereiche

Förderung des Selbstwertgefühls

Ich kann was Tolles – und was kannst Du? 37217 Witzenhausen 1995, Grätz-Verlag

Für jüngere Kinder läßt sich dieses Heft gut als Einstieg nutzen. Das Augenmerk ist auf die Stärken und Fähigkeiten des einzelnen gerichtet.

Dies wird Kindern ansprechend vermittelt über gleichlautende Kurzdialoge unter Tieren, die zunächst eine besondere persönliche Fähigkeit hervorheben, um anschließend ein anderes Tier nach dessen Können zu befragen. Am Ende richtet sich die Frage an die LeserInnen, so daß die Kinder angeregt werden, selbstwertfördernd über sich nachzudenken.

Die Botschaft lautet: Jeder hat unterschiedliche Stärken. Ich muß nicht dem nacheifern, was andere können, sondern darf mich selbstbewußt auf den Wert meiner Fähigkeiten besinnen.

Unterschiede akzeptieren

Max Bollinger: Der Hase mit den himmelblauen Ohren. Zürich 1990, Artemis-Verlag

Ingrid und Dieter Schubert: Irma hat so große Füße. Verlag Sauerländer 1986

Selbstbewußt und fröhlich seine Eigenheiten zeigen, darum geht es in diesen Kinderbüchern, die sich in der Primarstufe gut einsetzen lassen: Die bezaubernden Geschichten von der Hexe Irma und dem Mädchen Lore sowie die von dem ungewöhnlichen Hasen haben schon viele Kinder und Erwachsene beim Vorlesen in ihren Bann gezogen. Die Illustrationen sind ansprechend und originell gestaltet. Die pädagogische Botschaft der Erzählung ist angenehm unaufdringlich und witzig aufbereitet.

Es geht in diesen Büchern nicht um das Thema Stottern, sondern um den Umgang mit auffälligen, sprich: von der „Norm“ abweichenden Merkmalen. Die hier gewählte kindgemäß verpackte Lösung lautet: Die selbstbewußte Annahme und Darstellung eines stigmatisierten Merkmals entzieht negativen Umweltreaktionen den Nährboden. Eine Maxime, die gleichfalls für den Umgang mit Stottern gelten darf.

Förderung sozialer Kompetenz

Barbara Schwindt: „Wie mag das wohl weitergehen?“ 20 Geschichten zum Erzählen und Vorlesen. Ravensburger Verlag 1987

In diesen realistischen Kurzgeschichten werden verschiedene Problemkreise aus dem Alltag von Kindern angesprochen, zum Beispiel Hänseleien oder Ausgrenzung anderer, angemessenes Verhalten in gefahrvollen Situationen etc. Der Aufbau der Geschichten ist unabhängig vom Thema gleich gestaltet, indem die Erzählung auf dem Höhepunkt unterbrochen und das Kind angeregt wird, selber Lösungen zu entwerfen und deren Folgen zu bedenken. Im Anschluß daran wird die in der Geschichte gegebene Lösung vorgelesen und besprochen.

Dieses Buch bietet viele gute Gesprächsanlässe, soziales Verhalten mit jüngeren Kindern gemeinsam zu reflektieren und eigenständig Lösungen für Probleme zu entwickeln. Daß es dabei nicht direkt um Stottern geht, habe ich in den Gesprächen mit stotternden Kindern nicht als Manko erlebt. Vielmehr haben sie die Möglichkeit bei Bedarf genutzt, über ihre Erlebnisse mit Stottern oder Hänseleien zu reden. Denn selbst wenn Hänseleien nicht an der Tagesordnung sind, stellen sie ein einschneidendes Erlebnis für Betroffene dar, das verarbeitet werden muß, um nicht nachhaltig negativ zu wirken.

The British Stammering Association: Bullying and the Dysfluent Child in Primary School. University of Sheffield o.J.

Dieses 134 Seiten umfassende, gut lesbare und ansprechend gestaltete Informationspaket bietet u.a. ein soziales Lerntrainingsprogramm, das für den Einsatz im Unterricht konzipiert ist. Sie finden 30 ausgearbeitete Übungseinheiten und Kopiervorlagen, die Sie für die Aktivitäten benötigen. Ziel der Reihe ist es, ein gutes Lernklima in der Klasse zu schaffen.

Kapitel 5: Welche Schulform für stotternde Kinder und Jugendliche?

Die Diagnose „Stottern“ allein ist aus meiner Sicht kein hinreichendes Kriterium für die Notwendigkeit sonderschulischer Maßnahmen. Die Frage einer angemessenen Förderung in der Schule kann erst auf der Basis einer sorgfältigen Kind-Umwelt-Analyse differenziert beantwortet werden kann. Eine Entscheidung muß den Einzelfall und seine individuelle Bedingungskonstellation berücksichtigen.

Am Beispiel von Nordrhein-Westfalen stelle ich nun verschiedene schulische Fördermöglichkeiten für Kinder mit (Sprach)Behinderungen vor. Die Rechtsgrundlagen in anderen Bundesländern sind über die zuständige Schulaufsichtsbehörde, Bezirksregierung, bzw. das Kultusministerium zu erfahren. Im Anschluß daran möchte ich Möglichkeiten aufzeigen, die nicht an Sonderschulen gebunden sind.

Sonderschulische Fördermöglichkeiten

Im April 1995 wurde in Nordrhein Westfalen (NRW) eine neue rechtliche Grundlage zur sonderpädagogischen Förderung in Schulen geschaffen. Ziel des neuen Erlasses ist eine wohnortnahe Förderung (Sprach-)Behinderter in den Grundschulen.

Dieses neue Recht sieht zwei Formen der sonderpädagogischen Förderung vor:

1) den Unterricht in der Sonderschule (in unserem Fall: Sprachheilschule),
2) den gemeinsamer Unterricht für behinderte und nichtbehinderte SchülerInnen in allgemeinen Schulen.

Ist eine sonderpädagogische Förderung notwendig, geht es nach dem geltenden Recht nicht mehr lediglich um eine Zuweisung zu einem Sonderschultyp, sondern – im Idealfall – stärker um den Aspekt des individuellen Förderbedarfs.

Die Eltern oder die Grundschule können die Eröffnung des Verfahrens zur Feststellung des sonderpädagogischen Förderbedarfs sowie die Förderform ‚Gemeinsamer Unterricht' beantragen. Über die erforderlichen Schritte informiert die zuständige Schulaufsichtsbehörde. Es besteht kein Rechtsanspruch auf die gewünschte Förderform, eine einvernehmliche Lösung wird jedoch angestrebt. Daher sind die Erziehungsberechtigten mit Beginn des Verfahrens an dem Entscheidungsprozeß beteiligt. Die Entscheidungsbefugnis liegt jedoch bei der Schulaufsichtsbehörde. Hat sie einem Antrag auf gemeinsamen Unterricht in einer allgemeinen Schule nicht stattgegeben, veranlaßt sie den Besuch einer Sonderschule.

◆ Unterricht in der Sonderschule (Sprachheilschule)

Für Sprachheilschulen gilt dasselbe Curriculum wie für Regelschulen, mit dem Unterschied, daß sich die Schulzeit durch die Eingangsstufe auf fünf Jahre erhöht. Außerdem ist die Anzahl der Kinder pro Klasse deutlich niedriger. Die Schule überprüft jährlich, ob der eingangs festgestellte Förderbedarf weiterhin besteht oder ob das Kind auf eine Regelschule wechseln kann.

In einigen Regionen bestehen neben der Sprachheilschule weitere Sonderschulformen, wie z.B. die Förderschule, die als Schulversuch durchgeführt wird. Darüber hinaus existieren Sonderschulklassen in Regelschulen.

Die Förderung in Sprachheilschulen läuft zweigleisig: direkte Einzel- und/oder Gruppentherapie sowie sogenannte unterrichtsimmanente Therapie. Damit ist gemeint, daß therapeutische Elemente in die Unterrichtsgestaltung integriert sind. Im Hinblick auf Stottern kann dies z.B. heißen: eine Sprechtechnik im Unterricht anwenden, mündliche Beiträge auch mit Stottern wagen, die Mitteilungsbereitschaft durch spezifische Arbeitsformen (Kleingruppe etc.) oder Projekte (eine gemeinsame Collage erstellen etc.) erhöhen und damit die Kommunikationsfähigkeit stärken.

Wieviel Zeit für den direkten therapeutischen Anteil aufgebracht wird, hängt von verschiedenen Voraussetzungen wie personelle Besetzung und Fachkenntnis der Lehrperson ab.

Die Inhalte der Therapie sind nicht an bestimmte Methoden gebunden und variieren daher beträchtlich. Im Ministeriumserlaß ist lediglich übergreifend folgender Förderschwerpunkt bei Lern- und Entwicklungsstörungen benannt:

„... die Erziehung zu elementaren Formen des Lern-, Arbeits- und Sozialverhaltens, Aufbau und Stärkung des Selbstvertrauens und Hilfen in den Bereichen Wahrnehmung, Motorik sowie sprachliche Kommunikation. Die Förderung umfaßt je nach Art und Grad der Lern- und Entwicklungsstörungen die Vermittlung grundlegender Kenntnisse, sprachtherapeutische Arbeit und Hilfen zur Orientierung im sozialen Umfeld sowie zur Selbststeuerung." (§ 9 (3) Schulverwaltungsgesetz vom 22.5.95)

◆ Gemeinsamer Unterricht

Es existieren verschiedene Möglichkeiten des gemeinsamen Unterrichts. Die häufigste Form ist die, daß einzelne sprachbehinderte Kinder und Jugendliche Regelschulen besuchen und stundenweise durch SprachheilpädagogInnen von benachbarten Sonderschulen gefördert werden. Sie benötigen in der Regel nur geringe sonderpädagogische Unterstützung. Vorausgesetzt wird weiterhin, daß sie im Hinblick auf das Curriculum zielgleich mit den nichtsprachbehinderten Kindern und Jugendlichen lernen können.

Liegt aufgrund der Behinderung ein höherer Förderbedarf vor, haben sich sogenannte Integrationsklassen als günstiger erwiesen. Vorteil ist, daß ein Teil des Unterrichts im Team von SonderpädagogInnen und LehrerInnen der allgemeinen Schule durchgeführt wird.

Eine weitere, relativ neue Möglichkeit der wohnortnahen gemeinsamen Beschulung besteht in Form von sonderpädagogischen Fördergruppen. Hierbei werden die Kinder anteilig in ihren Stammklassen und jahrgangsübergreifenden Fördergruppen unterrichtet. Dieser Unterrichtsform liegt ein individueller sonderpädagogischer Förderplan zugrunde.

Regelbeschulung in Kooperation mit StottertherapeutInnen

Stotternde Kinder und Jugendliche sind in allen Schulstufen (Primarstufe, Sekundarstufe I und II) und Schulformen (Grundschule, Hauptschule Realschule, Gymnasium, Berufsfachschule, Fachoberschule etc.) vertreten. Die Voraussetzung zum zielgleichen Lernen steht bei Stottern außer Frage. Unserer Erfahrung nach besuchen die meisten eine Regelschule und kommen dort, wie alle anderen Kinder auch, bei günstigen Lernbedingungen und gutem Sozialklima mit ihren Sprechunflüssigkeiten gut zurecht.

Doch selbst ohne negative Rückmeldungen durch andere kann Stottern, je nach Ausprägung der Symptomatik, vom einzelnen als unangenehm empfunden werden. Die Erfahrung, etwas sagen zu wollen und dies nur mit Mühe übermitteln zu können, ist an sich für viele frustrierend genug. Dies kann sich nachteilig auf die mündliche Mitarbeit in der Schule und auf die Kommunikationsfreude allgemein auswirken. Eine Stottertherapie (siehe Kapitel 3) ist in solchen Fällen hilfreich. Eine Kooperation mit der behandelnden Stottertherapeutin ist dann wichtig. Viele Anregungen, auch für die Gestaltung der gemeinsamen Arbeit, finden Sie in Kapitel 6.

Sonder- oder Regelbeschulung für stotternde Kinder und Jugendliche?

Diese Frage wird kontrovers diskutiert. Schwierig wird die Diskussion dann, wenn man versucht, das Für und Wider unabhängig von der therapeutischen Situation in der jeweiligen Region, der individuellen

Ausgangslage des einzelnen Schülers bzw. der Schülerin und der sonderpädagogischen Schulkonzepte des Bundeslandes zu formulieren.

Für die therapeutische Versorgung (ob in Schule oder freier Praxis) gilt es sicherzustellen, daß die Fachleute nicht nur sprachtherapeutisch ausgebildet, sondern speziell auf Stottern spezialisiert sind.

Was die individuelle Ausgangslage betrifft, sind mehrere Aspekte zu betrachten.

Zum einen der Schweregrad des Stotterns: Bei einer leichten bis mittelschweren Symptomatik ist sicherlich keine Sonderbeschulung angezeigt. Erforderliche therapeutische Maßnahmen lassen sich gut ambulant realisieren.

Doch wie steht es bei einer schwereren Symptomatik? Ist in dem Fall nicht der Schonraum Sprachheilschule günstiger? Im Einzelfall muß man dies sicherlich bejahen. Bedenken sollte man dennoch, daß an Sprachheilschulen der direkte therapeutische Anteil oft sehr gering ist. Es gilt im Einzelfall abzuwägen, ob sich eine starke Symptomatik auf diese Weise gut beeinflussen läßt oder ob eine stationäre Therapie mit begleitendem Unterricht nicht bessere Aussichten auf Veränderungen bringt.

Weitere Beeinträchtigungen der sprachlichen Entwicklung sind ein ausschlaggebendes Kriterium bei der Feststellung des sonderpädagogischen Förderbedarfs. Kommen zu den Redeunflüssigkeiten weitere Entwicklungsbeeinträchtigungen hinzu, bietet eine Sprachheilschule mit ihren direkten und unterrichtsimmanenten Therapieangeboten günstige Förderansätze.

Die psychosoziale Situation des Kindes oder Jugendlichen sowie seiner Familie spielt ebenfalls eine Rolle. Hat das stotternde Kind oder der stotternde Jugendliche ein ausgeprägtes Störungsbewußtsein mit extremem Vermeidungsverhalten? Sprachheilschulen bilden einen Schonraum. Nicht allein durch die Zusammensetzung, sondern auch durch die geringe Größe der Lerngruppe. Dies kann im Einzelfall sinnvoll sein. Nachteil bleibt, daß der Kontakt zu Nichtstotternden reduziert ist. Erfahrungen im Kontakt miteinander fehlen und können bei einer Rückschulung oder beginnender Berufsausbildung verunsichern. Mildern läßt sich dies durch Transfermaßnahmen, wie sie weiter unten für ambulante und stationäre Therapien beschrieben sind und auch von Sprachheilschulen durchgeführt werden.

Ist ein Kind oder Jugendlicher dagegen sprechfreudig und selbstbewußt, auch mit deutlichen Symptomen, kommen die potentiellen Nachteile des Förderortes Sprachheilschule wie z.B. lange Anfahrtzeiten, die Gefahr sozialer Isolation in außerschulischen Kontakten, die bereits erwähnte mangelnde Erfahrung mit Nichtstotternden sowie mögliche Stigmatisierung durch den Besuch einer Sondereinrichtung, stärker zur Geltung.

Wichtig ist auch die Überlegung, ob Eltern in der Lage sind, bei einer ambulanten Förderung für die notwendige Kontinuität zu sorgen. Des weiteren gilt abzuklären, inwieweit eine Betreuung durch eine Sprachheilschule ungünstige familiäre Bedingungen kompensieren kann.

Nicht zuletzt spielen bei der Wahl der Schulform die bestehenden sonderpädagogischen Konzepte eine entscheidende Rolle. In Integrationskonzepten wie dem oben beschriebenen gemeinsamen Unterricht, die auch auf der Feststellung des sonderpädagogischen Förderbedarfs beruhen, sind die zuvor genannten möglichen Nachteile eines Förderortes Sprachheilschule weitgehend aufgehoben.

Abschließend kann man sagen: Schule vermittelt in erster Linie Wissen; da Stotternde keine spezifischen Probleme beim Wissenserwerb haben, steht in der Mehrzahl der Fälle eine Regelbeschulung außer Frage. Unterstützende pädagogische Maßnahmen sind dennoch meist erforderlich. Fortbildungen und Sachinformationen versetzen LehrerInnen an Regelschulen in die Lage, diese im Schulalltag umzusetzen.

Konkrete Anregungen dazu finden Sie im folgenden Kapitel.

Kapitel 6: Pädagogische Fördermöglichkeiten in Regelschulen

Lehrerinnen und Lehrer an Regelschulen sind interessiert daran zu erfahren, wie sie stotternde Schülerinnen und Schüler unterstützen können. Aus der Erfahrung eigener Beratungstätigkeit, den wenigen systematischen Befragungen und den Gesprächen mit Betroffenen habe ich verschiedene Ansatzpunkte zusammengestellt. Sie werden beim Lesen feststellen, daß einige Hinweise sich spezifisch auf Stotternde beziehen, vieles jedoch gleichermaßen für die Förderung anderer SchülerInnen, insbesondere den Sprechängstlichen unter ihnen, gilt.

Günstig ist, wenn durch die gewählten Fördermaßnahmen keine Ausnahmesituation für Stotternde entsteht, sondern alle gleichermaßen profitieren.

Erschrecken Sie bitte nicht vor der Vielzahl an Hinweisen. Sie müssen nicht zwingend alles im einzelnen beachten, wenn Sie stotternde SchülerInnen angemessen unterstützen möchten. Es ist ohnehin notwendig, jeweils im Einzelfall zu entscheiden, ob diese oder jene Hilfe notwendig und sinnvoll ist. Das Wichtigste ist Ihre Wertschätzung und Offenheit. Alles weitere läßt sich daraus individuell ableiten. Dennoch möchte ich Ihre Phantasie mit der nun folgenden Beschreibung von Fördermöglichkeiten anregen und gleichzeitig die Grenzen aufzeigen: Ihre Aufgabe ist nicht therapeutischer Natur, und Ihre Ausbildung muß keine sonderpädagogische sein, um die nun folgenden Anregungen aufgreifen zu können.

Sie sind schlicht als LehrerIn und Mensch gefordert.

Das soziale Miteinander

Wie Sie als LehrerIn mit dem stotternden Schüler bzw. der Schülerin umgehen, hat eine wichtige Vorbildfunktion für andere SozialpartnerInnen. Freundlichkeit, Respekt und Höflichkeit – eine „normale“ menschliche Haltung, die allgemein als positiv empfunden wird, das ist das, was Stotternden am meisten hilft. Viele Jahre später wird dies rückblickend von stotternden Erwachsenen noch lobend erwähnt, wenn LehrerInnen ihnen so begegneten. Ihnen mag es vielleicht überflüssig vorkommen, dies hier zu erwähnen. Wir haben jedoch in Beratung und Therapie immer wieder festgestellt, daß auch LehrerInnen durch Spott und Bloßstellen einzelner SchülerInnen, oder einfach nur durch unbedachte Äußerungen, negativ auf die Problembewältigung eingewirkt haben. Sprechen Sie KollegInnen an, wenn Sie feststellen, daß deren Sozialverhalten einen ungünstigen Einfluß auf den stotternden Schüler bzw. die Schülerin hat. Verstehen Sie sich als „Anwalt“ bzw. „Anwältin“ des Kindes.

Sie als LehrerIn können Ihr eigenes Verhalten steuern. Sie sind ein wichtiges Modell für die anderen SchülerInnen und das Kollegium. Dennoch können Sie Stotternde sicherlich nicht vor allen negativen Erfahrungen schützen. Sie können sie jedoch dabei unterstützen, verletzende Erlebnisse besser zu verarbeiten. Allein das Gefühl, ein Wort nicht herauszubekommen, ist den meisten unangenehm genug. Wenn dann noch negative Reaktionen folgen, potenzieren sich belastende Gefühle rund ums Stottern. Persönliche Gespräche wirken entlastend. Bieten Sie sich als GesprächspartnerIn an. Sie fördern damit eine vertrauensvolle Beziehung, die dem einzelnen Sicherheit verschafft. Äußerungen vieler Erwachsener aus einer Umfrage zum Thema „Stottern und Schule“ bestätigen, daß sie sich Offenheit und Ansprechbarkeit von LehrerInnen wünschen: Statt ein aufgetretenes Problem zu verdrängen oder so zu tun, als wenn nichts gewesen wäre, möchten sie, daß der Lehrer oder die Lehrerin sich auch bei Schwierigkeiten aufgeschlossen zeigt. Dann fühlt man sich angenommen, ernst genommen und verständnisvoll behandelt (vgl. Homburg 1989, 15).

Ein Schul-, Klassen- oder Kurswechsel bedeutet für jeden zunächst den Verlust einer vertrauten sozialen Gemeinschaft. Für viele Stotternde stellt sich in dem Zusammenhang zusätzlich die Frage, wie der Umgang mit dem Stottern in dem unbekannten Sozialverband sein wird. Überwunden geglaubte Ängste melden sich wieder, die z.B. in der Vermeidung von Sprechsituationen münden können. Solche ungünstigen Bewältigungsversuche ziehen oft weitere nach sich. Als LehrerIn können Sie frühzeitig aktiv werden, um solchen Problemen entgegenzuwirken. Nehmen Sie bereits vor Schulbeginn Kontakt auf und sprechen Sie mit dem betroffenen Schüler bzw. der Schülerin. Reden Sie über das Stottern, erzählen Sie von der Schule oder der Klasse und stimmen Sie die SchülerInnen positiv auf die neue Situation ein. Machen Sie deutlich, daß Sie bei auftretenden Problemen ansprechbar sind. Auf diese Weise können sich Kinder oder Jugendliche zumindest sicher sein, daß es eine Person gibt, die von ihrer Redeflußstörung weiß und angemessen darauf reagieren wird. Dies kann den Streß in hohem Maße mildern und den Einstieg in die neue soziale Gruppe positiv beeinflussen.

Abgesehen von der beschriebenen positiven Werthaltung den Heranwachsenden gegenüber, ist auch Ihre Einstellung zum Stottern wichtig. Wenn Sie sich durch das Stottern nicht verunsichern lassen, sind die Chancen gut, daß dies dem bzw. der Betroffenen ebenfalls gelingt.

Sie sind selbst noch unsicher? Mit einigen gezielten Informationen lassen sich Unsicherheiten reduzieren. Wenn Sie Ihr Wissen über die Lektüre dieses Ratgebers hinaus vertiefen möchten, schauen Sie bitte im vierten Kapitel nach. Dort finden Sie Hinweise auf weiteres gut lesbares, aber dennoch wissenschaftlich fundiertes Informationsmaterial sowie ansprechend gestaltete Medien (z.B. das Video „Mein Schüler stottert“). Informieren Sie bitte auch andere darüber. Mit zunehmendem Wissen werden Sie einen sichereren Umgang mit stotternden SchülerInnen und der Klassengemeinschaft entwickeln. Unter Umständen ist es hilfreich, mit erwachsenen Stotternden ein Gespräch zu suchen. Vielleicht bitten Sie eine Kontaktperson der örtlichen Selbsthilfegruppe, ob Sie an einem der Gruppenabende als Gast teilnehmen dürfen. So gewinnen Sie mehr Sicherheit, was in der Unterrichtssituation im Umgang mit dem Stottern spürbar wird.

Zeigen Sie dann, daß Sie auch einem gestotterten Redebeitrag aufmerksam und gelassen zuhören. Sie vermitteln damit, daß Sie Ihr Gegenüber in seiner Eigenart akzeptieren. So paradox es vielleicht klingen mag: Die Akzeptanz des Stotterns fördert einen positiven Bewältigungsprozeß und trägt zur Entwicklung von fließenderem Sprechen bei. Wenn Stotternde feststellen, daß die Unterbrechungen im Redefluß nicht negativ beachtet werden, können sie aufhören, ihr Stottern zu verstecken oder gar dagegen anzukämpfen. Als Ergebnis kann eine mühelose Art des Stotterns entstehen, die ein Gespräch wenig beeinflußt.

Das Gesprächsverhalten

Viele Stotternde, die von Professor Homburg (1989) befragt wurden, äußerten einstimmig, daß LehrerInnen durch ihr eigenes Gesprächsverhalten positiven Einfluß ausüben können.

Auf der nonverbalen Ebene kann dies in einem allgemein ruhigen und ausgeglichenen Verhalten bestehen. Ein entspannter Blickkontakt beim Zuhören wird ebenfalls als angenehm empfunden.

Aber auch verbal gibt es zahlreiche günstige Zuhörerreaktionen, die Ihnen sicherlich unter dem Begriff des „aktiven Zuhörens“ bekannt sind. Zeichen der Zustimmung, Wertschätzung und Aufmerksamkeit gehören dazu, wie z.B. „Hmhm“, „Ja“, „Wie denkst du darüber?“, „Mich würde dein Standpunkt interessieren“.

Im Hinblick auf das Unterrichtsgespräch kann dies auch bedeuten, auf Sachverhalte oder Argumente, die das Kind oder der Jugendliche nicht angemessen ausdrücken konnte, dennoch wohlwollend zu reagieren und sie eventuell mit anderen Worten wiederzugeben. Eine kurze Zusammenfassung wirkt bestätigend. Auf diese Weise lenkt man die Aufmerksamkeit auf den inhaltlichen Aspekt einer Äußerung. Sie ermuntern Ihre SchülerInnen somit, Gedanken mitzuteilen und aktiv am Thema teilzunehmen. Das „Wie“ eines Redebeitrags gerät so in den Hintergrund.

Durch Ihr (korrektives) Feedback zeigen Sie dennoch exemplarisch rhetorische Lernziele auf. Für stotternde SchülerInnen kann dies bedeutsam und sehr motivierend sein. Sie erleben, daß die von ihnen selbst empfundene „Schwachstelle“ nicht im Mittelpunkt der Leistungsbewertung steht und trauen sich viel eher, ihre Fähigkeiten zu zeigen.

Die Sprechweise

Die Sprechweise sollte natürlich nicht völlig ausgeblendet sein. Sie unterstreicht das Gesagte und läßt den Inhalt oftmals erst richtig wirken. Wenn Sie selber reden, ist es daher wichtig, daß Sie sich Zeit lassen. Dies gilt besonders für den Sprechbeginn. Erinnern Sie sich daran, daß dieser kurze Moment, in dem man schnell in eine Diskussion einsteigen will, für Stotternde besonders schwierig ist. Beginnen Sie Ihre Äußerungen daher bewußt langsam. Zeigen Sie Ihren SchülerInnen, daß es kein Zeichen von Qualität ist, einen Gedanken besonders schnell zu äußern.

Natürlich ist es günstig, auch im weiteren Sprechablauf Hektik zu vermeiden. Dazu bieten sich Betonungen einzelner Wörter oder Phrasen an. Dies wird durch Verlangsamung, zunehmende Lautstärke oder angehobene Stimme erzeugt. Für RednerInnen wird durch solche natürlichen Betonungen der Sprechablauf gegliedert und ruhiger. Demonstrieren Sie, wie durch Betonungen einzelne Informationen besonders hervorgehoben werden. Ihre SchülerInnen erfahren, daß das Zuhören viel leichter fällt, wenn auf diese Weise die Aufmerksamkeit gelenkt wird. Des weiteren sind es die Sprechpausen, die Ruhe schaffen. Satzzeichen laden zu kurzen, unmerklichen Verschnaufpausen ein. Beim Vorlesen läßt sich zunächst einfacher darauf achten. Doch auch in der freien Rede kann dies in „Fleisch und Blut“ übergehen. Auf diese Weise ist sichergestellt, daß der Atemfluß ungestört ist und nicht auf Restluft gesprochen wird.

Eine deutliche Artikulation bringt Sie ebenfalls dazu, ein angemessenes Sprechtempo einzuhalten. Ihre ZuhörerInnen werden dankbar sein – lassen sich doch so neue Inhalte wesentlich besser verarbeiten.

Wenn Sie dies alles beachten, werden Sie feststellen, daß es nicht nur Ihren stotternden SchülerInnen gut tut, sondern ebenfalls Ihnen selbst. Ihre Stimme wird geschont und gleichzeitig leistungsfähiger durch einen angemessenen Gebrauch. Vielleicht werden Sie nun einwenden, daß der Schulalltag viel zu hektisch ist, um die empfohlene Sprechweise und das ruhige und zugewandte Gesprächsverhalten zu realisieren. Doch auch Streß stellt keine unveränderbare Größe im Schulalltag dar. „Entspannung in der Schule“ lautet der Titel eines Buches von Dieter Krowatschek (3. Auflage 1997), in dem Anleitungen zur Durchführung von erprobten Entspannungsübungen im Unterricht praxisnah beschrieben sind. Beim „Verlag Modernes Lernen“, aber auch in anderen Fachverlagen, finden sich weitere Titel. Auch solche, die sich speziell an Jugendliche richten. Hinsichtlich des Stotterns geht es zwar nicht darum, immer möglichst entspannt zu sprechen. Dies würde manchen Redebeitrag langweilig machen. Dennoch können solche Übungen und Phantasiereisen die Basis für einen ruhigeren Sprechablauf schaffen, der sich bei vielen günstig auf die Symptomatik auswirkt. Darüber hinaus wird immer wieder die Erfahrung gemacht, daß Entspannungstrainings bei Unsicherheit, Ängstlichkeit, Nervosität und Unruhe eine allgemein positive psychohygienische Wirkung haben. Sogar die Konzentrationsfähigkeit wird erweitert. Sie tun damit also allen SchülerInnen etwas Gutes.

Lernfeld Unterricht

Stottern im Unterricht

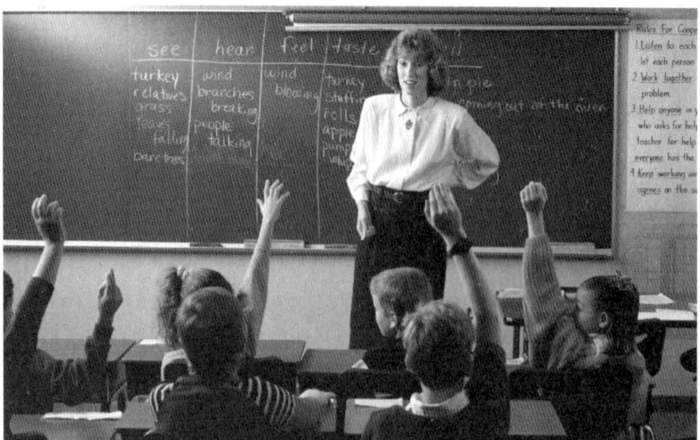

Soll man überhaupt stotternde SchülerInnen im mündlichen Unterricht „drannehmen“?

In der Regel lautet die Antwort darauf: Ja! Gerade für sie ist es wichtig, Sprechaufgaben wahrzunehmen. Nur so haben sie die Chance, immer wieder positive Erfahrungen zu machen. Sie erleben, daß sie auch mit Stottern Anforderungen bewältigen und daß sie viele flüssige Redeanteile haben. In jedem Fall wird Sprechen nicht zu einer außergewöhnlichen Angelegenheit, vor der man Angst haben muß.

Dies sollte Sie allerdings nicht daran hindern, einige Besonderheiten zu berücksichtigen. Der gewünschte „normale“ Umgang darf nicht zu einer unreflektierten Gleichbehandlung führen. Leistungsanforderungen und Möglichkeiten zu deren Realisation sollten bei allen SchülerInnen auf dem Hintergrund der individuellen Leistungsfähigkeit gestellt werden.

Stotternde haben Schwankungen in ihrer Sprechflüssigkeit. Wenn Sie also an einem Schultag bemerken, daß das Sprechen leichter fällt, fordern Sie stärker die Mitarbeit heraus. Dies bietet sich ebenfalls in den Fächern an, in denen Ihr stotternder Schüler bzw. Ihre stotternde Schülerin leistungsstark ist. Die Gewißheit, daß das, was sie zum Thema beitragen, richtig und gut ist, senkt eventuell vorhandene Sprechängste.

Ungünstig ist es, wenn man reihum antworten läßt, sei es nach Sitzordnung oder Alphabet. Solche Regelungen schaffen enormen Druck. Der Stotternde sieht die Sprechaufgabe unweigerlich auf sich zukommen, ohne eine Chance, dem entfliehen zu können. In dieser Wartezeit steigern sich die Ängste durch den entstehenden Erwartungsdruck, bald vor vielen anderen sprechen zu müssen. Reagiert der Betreffende nun mit vermehrter Anstrengung und Vermeidungsstrategien darauf, ist die Wahrscheinlichkeit zu stottern sehr hoch. Keinesfalls sollten Sie jedoch ohne Rücksprache den Stotternden einfach übergehen oder gar einen Sprechversuch unterbrechen. Verzichten Sie daher besser auf solche Reihenmeldungen.

Wenn die Sprechangst ohnehin sehr hoch ist, vermitteln individuelle Absprachen der Schülerin bzw. dem Schüler Sicherheit. So können Stotternde die Situation mit beeinflussen. Eine Regelung könnte lauten: „Ich werde dich nur dann aufrufen, wenn du dich meldest!“ Eine andere Möglichkeit wäre: „Sobald du dich meldest, nehme ich dich dran!“ Er oder sie wird also nicht überrascht beim Aufrufen oder hat nicht so viel Zeit, die eigenen Ängste während einer Wartezeit zu steigern. Solche

Hilfen müssen von Zeit zu Zeit auf ihre Notwendigkeit überprüft werden. Schonräume dienen dazu, Fähigkeiten zu entwickeln. Daraus folgt, daß bei zunehmender Sprechsicherheit solche Unterstützungsmaßnahmen sukzessive abgebaut werden sollten.

Achten Sie daher bitte einfühlsam darauf, daß der in gemeinsamen Gesprächen geschaffene Schonraum als Erprobungsfeld genutzt wird. Fordern Sie Ihre stotternden SchülerInnen genau wie alle anderen im Rahmen ihrer Möglichkeiten. Lediglich auf mündliche Beteiligung zu verzichten, mag zwar gut gemeint sein, kann aber dennoch destruktiv wirken. Sie unterstützen damit die Tendenz, als unangenehm empfundene Sprechaufgaben zu vermeiden, was nicht nur das Stottern, sondern vor allem die negativen Gefühle dabei enorm verstärken kann.

Manche nehmen sogar einen Verzicht ihres mündlichen Beitrags persönlich und werten dies als Strafe für das Stottern. Oft vermittelt die Befreiung von Aufgaben Betroffenen das Gefühl, versagt zu haben. Sie sehen sich nicht als gleichwertig wahrgenommen. Ein Stotternder aus der Befragung von Homburg (1989) formulierte das folgendermaßen: „Ich hatte dabei das Gefühl, die meinten, ich bin blöd." Zu viel Hilfe und zu wenig Zutrauen schwächt das Selbstwertgefühl. An bewältigbaren Aufgaben dagegen wächst man. Übergeben Sie Verantwortung. Das Zutrauen anderer in die eigenen Fähigkeiten macht Mut. Ihre Aufgabe als LehrerIn ist es, sorgsam auszuloten, was einzelne SchülerInnen schaffen können, und eine entsprechende Lernsituation herzustellen. Zugegeben – dies ist alles andere als einfach. Vorteilhaft ist, wenn Sie dabei in kleinen Schritten vorgehen, so wie es weiter unten am Beispiel „Vorlesen" konkret beschrieben ist.

Bei einer sehr starken Symptomatik sind in jedem Fall Gespräche zwischen Ihnen, dem betreffenden Kind oder Jugendlichen, den Eltern und evtl. der Therapeutin bzw. dem Therapeuten notwendig. Manche SchülerInnen möchten sich trotz starker Symptomatik aktiv am mündlichen Unterricht beteiligen. Diesen Wunsch sollte man natürlich unterstützen. Es kann jedoch nicht sinnvoll sein, bei schwersten Blokkaden in jedem Fall auf eine mündliche Beteiligung mit entsprechender Benotung zu bestehen. Hier sollten gemeinsam kurz-, mittel- und langfristige individuelle Strategien entwickelt werden. Alternativen zu mündlichen Aufgabenstellungen als zeitlich begrenzte Sofortmaßnahme lassen sich, abhängig von den zu überprüfenden Leistungen, finden. Voraussetzung ist, daß sie mit dem Betreffenden abgesprochen sind.

Die folgenden Vorschläge dienen dazu, Ihre Phantasie anzuregen:

- zur Überprüfung der Aussprache bei Fremdsprachen Lesetexte nutzen, die alleine gesprochen und auf Tonband aufgenommen wurden;
- Chancen zum Notenausgleich gewähren, z.B. durch Referate, die vorgelesen werden (entweder unmittelbar oder über ein Medium, z.B. Videoaufnahme);
- schriftliche Bearbeitungen zu einem Thema anbieten;
- Verlängerung einer mündlichen Prüfung in Kombination mit schriftlichen Antwortmöglichkeiten.

Das Unterrichtsgespräch – Abbau kommunikativer Stressoren

Bedenken Sie bei der Gesprächsführung im Unterricht, daß ein schneller SprecherInnenwechsel oder viele Themensprünge innerhalb kurzer Zeit insbesondere jüngere Kinder, die stottern, arg stressen. Gewiß, manchmal entsteht eine spannende Gesprächsdynamik, die auch von einer gewissen Geschwindigkeit lebt. Dennoch können Sie inhaltliche Übergänge moderieren, um dadurch die Sprunghaftigkeit abzumildern, ohne daß das Gespräch langweilig wird.

Wenn Sie Ihre SchülerInnen aufrufen, achten Sie nach Möglichkeit darauf, daß dies nicht unvermittelt geschieht. Eine plötzliche und dazu noch schnell gesprochene Anrede ruft bei stotternden Kindern und Jugendlichen oftmals eine Art Schrecksekunde zu Sprechbeginn hervor. Die Sprechmuskulatur verspannt und der Einstieg wird verkrampft. Leicht kann daraus eine Blockade im Sprechfluß entstehen, die sich durch eine ruhigere Gesprächsführung zumindest mildern, wenn nicht gar verhindern ließe. Lassen Sie daher lieber etwas Zeit zwischen den Redebeiträgen verstreichen. Signalisieren Sie bereits nonverbal, wer als nächstes einen Beitrag liefern darf. Erinnern Sie sich auch daran, daß Ihre eigene ruhige Sprechweise sich auf die ZuhörerInnen überträgt. Wenn Sie also die Namen Ihrer SchülerInnen langsam aussprechen, fühlen sich die Angesprochenen nicht überfallen. Besonders für Stotternde ist es hilfreich, wenn sie so erfahren, daß sie nicht unter zeitlichem Druck stehen.

Geben Sie weiterhin ausreichend Zeit zum Antworten. Wenn beim Sprechen ein Wort blockiert, lassen Sie denjenigen in Ruhe ausreden. Es wird als demütigend empfunden, wenn in dem Moment ein anderer Schüler bzw. eine Schülerin drangenommen wird. Ein Betroffener aus Homburgs Befragung berichtet davon, daß sein Lehrer abgewunken und gesagt habe: „Schon gut – setz' dich!"

Sprechen Sie auch nicht für Stotternde weiter. Im ersten Moment mag es für den einen oder die andere angenehm sein, einen Block auf diese Weise beenden zu können. Auf Dauer wirken sich solche Hilfen allerdings nachteilig auf das Selbstkonzept des einzelnen aus. Der Eindruck entsteht, ohne fremde Unterstützung nicht reden zu können.

◆ Unterrichtsgestaltung

Beispiel: Vorlesen in der Klasse

Vorlesen in der Klasse, was vor allem in der Grundschule oder in den fremdsprachlichen Fächern in weiterführenden Schulen häufig eingesetzt wird, birgt ebenfalls eine Reihe von Problemen. Für die Stotterer, die häufig Vermeidungsstrategien einsetzen, also beispielsweise als schwierig empfundene Wörter durch andere ersetzen, ist diese Aufgabe eine besondere Herausforderung.

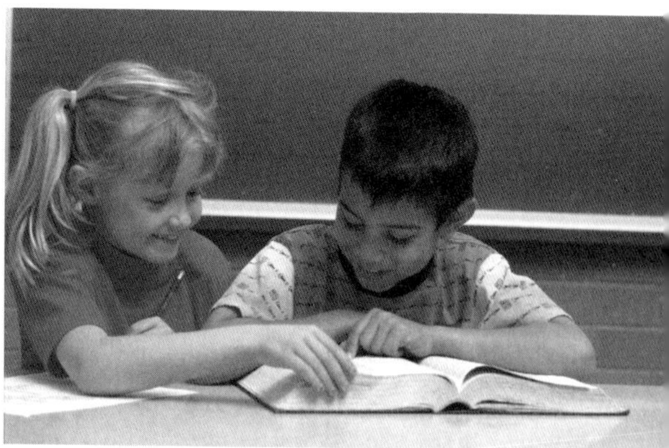

Welche Maßnahmen wirken erleichternd?

Wesentlich ist: Reduzieren Sie den Streß für die Stotternden.

Eine Möglichkeit sehe ich darin, die SchülerInnen zunächst nicht vor der gesamten Klasse, sondern in Zweiergruppen gegenseitig vorlesen zu lassen. Dies ließe sich steigern, indem die Gruppenstärke nach einiger Übungszeit vergrößert wird. Ziel ist – neben dem Lesen – für den Stotternden, trotz Unflüssigkeiten Gelegenheit zur Übung zu bekommen und sich wie alle anderen zu beteiligen. Für viele ist der Streß in kleineren Gruppen geringer. Sinnvoll kann es sein, wenn sich jeweils ein Schüler oder eine Schülerin ihre Kleingruppe zusammenstellen darf. So könnten Stotternde sich SozialpartnerInnen aussuchen, von denen sie erwarten können, auch mit Sprechauffälligkeiten akzeptiert zu werden. Diese positive Erwartungshaltung sowie die Gewißheit, daß die anderen sich wenig um das Stottern kümmern, reduzieren den Streß und darüber manchmal die Symptome. In jedem Fall ermöglicht dies eine aktive und angstfreiere Beteiligung am Unterricht, die dann schrittweise um andere Situationen erweitert werden kann.

Eine andere die Stotterrate senkende Technik ist das Unisono lesen. Dabei lesen mindestens zwei Personen gleichzeitig denselben Text vor. Mit ein wenig Übung an diese ungewohnte Vorleseweise geht in der Regel die Stotterrate dramatisch zurück. Wenn Sie als LehrerIn mitlesen, sprechen Sie passagenweise leiser mit oder nehmen sich zeitweise ganz zurück. Auf diese Weise wird die Hürde des Vorlesens kleiner. Leistungserfolge machen Mut.

Textwiederholungen sind ebenfalls ein brauchbares Mittel zur Reduktion von Symptomen. Wenn man einen Text vorgelesen hat, weiß man auch als nicht-stotternde Leserin hinterher oft nicht mehr, worum es inhaltlich ging. Ausdrucksstarkes Lesen ist jedoch eng mit dem Inhalt verknüpft und nur mit wiederholter Übung erreichbar. Bei Stotternden stellt sich in dem Zuge noch ein weiterer Effekt ein: der sogenannte Adaptationseffekt. Er besagt, daß sich beim wiederholten Lesen einer Textstelle eine Abnahme der Stotterhäufigkeit zeigt. Einschränkend muß man sagen, daß dies von weiteren Bedingungen abhängig ist, die an anderer Stelle als wichtige Voraussetzung beschrieben sind: Akzeptanz und damit Enttabuisierung des Stotterns und Respekt gegenüber dem Stotternden.

Interessanter Unterricht macht Spaß und verringert die Sprechangst

Ein vielseitiger Unterricht, der kooperatives Handeln fördert statt den Leistungswettbewerb zu forcieren, kann keinen Stotternden heilen. Er kann aber bewirken, daß (stotternde) SchülerInnen aktiver am Unterrichtsgeschehen teilnehmen. Stichworte wie Individualisierter Unterricht, Freiarbeit, Projektgruppen oder Handlungsorientierter Unterricht sollen an dieser Stelle genügen. Solche Konzepte sind an anderer Stelle ausführlich dargestellt.

Dagegen legt ein Unterricht, der einseitig auf die mündliche LehrerIn-SchülerIn-Kommunikation ausgerichtet ist, einer Unterrichtsbeteiligung genau das zugrunde, was für einige Stotternde schwer sein kann: reden vor der Klasse. Manche zeigen ihre Leistungen aus diesem Grunde nicht. Sie nehmen lieber eine schlechte Note in Kauf, als ihre Hausaufgaben vorzulesen. Sie äußern ihre Gedanken nicht aus Angst, durch ihr Stottern negativ aufzufallen. Sie ziehen es vor, als „faul" zu gelten, was in einigen SchülerInnen-Cliquen zudem noch als „cool", und damit sozial anerkannt, gilt.

Daher sind alle Ihre allgemeinen pädagogischen und methodisch-didaktischen Maßnahmen für einen guten Unterricht genau die Form von Normalität, die stotternde SchülerInnen benötigen. Auch auf die Gefahr hin, „Eulen nach Athen zu tragen", möchte ich einige als lernfördernd wirkende Unterrichtsprinzipien in Erinnerung rufen.

Bereits in der Grundschule sind SchülerInnen in der Lage, Wünsche zu äußern und aktiv an der Gestaltung des Unterrichts mitzuwirken. Beziehen Sie daher die Kinder und Jugendlichen in die Unterrichtsplanung ein. Durch die stärkere Einbindung Ihrer Schulklasse bewirken Sie, daß LehrerIn und SchülerIn einen guten Unterricht zunehmend als gemeinsame Aufgabe verstehen. Für Stotternde kann ein weiterer Effekt eintreten: Ohnmachtsgefühle verringern sich mit der Gewißheit um eigene Mitgestaltungsmöglichkeiten.

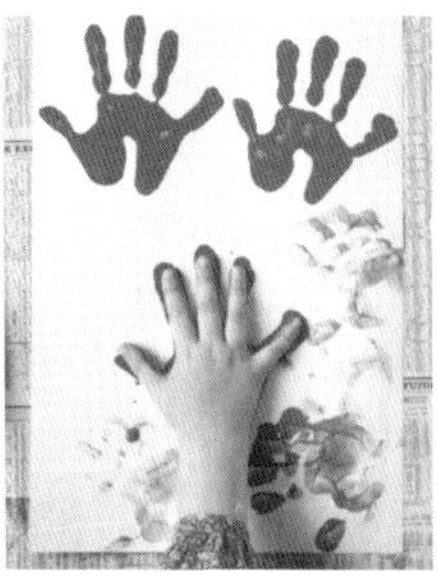

Der Einsatz kreativer Medien wie Pantomime, Theaterspiel, Rollenspiel, Singen, Tanzen, Collagen zu Unterrichtsthemen erstellen, Hörspiele gestalten etc. fördert nicht-sprachliche Ausdrucksmöglichkeiten und weckt Kommunikationsfreude. Durch kreative Spiele erleben viele Menschen positive Veränderungen. Erwachsene berichteten beispielsweise nach Rollenspielabenden in der Stotterer-Selbsthilfegruppe, daß sie sehr viel Freude an den Übungen hatten und sich zunehmend freier fühlten, vor der Gruppe zu sprechen und gemeinsam mit anderen zu handeln.

Doch auch wenn es um mündliche Darstellungen geht, ist der Einbezug unterstützender Medien günstig, um einen Redebeitrag interessant und abwechslungsreich zu gestalten. Bei Vorträgen von Referaten o.ä. ist es sinnvoll, allgemeine rhetorische Prinzipien zu vermitteln. Eine wesentliche Erkenntnis, die aus dem Redetraining gewonnen wird, ist, daß die Informationsübermittlung nur zu einem Teil aus der mündlichen Mitteilung besteht. Für viele Erwachsene, die stottern und dies jahrelang zu vermeiden versuchen, ist dies schwer nachvollziehbar, da sie dem verbalen Anteil, vor allem der Sprechflüssigkeit, oft eine unrealistisch hohe Wertigkeit zuschreiben. Visuelle und vor allem selbst handelnd erfahrene Informationen werden jedoch leichter aufgenommen und besser behalten. Diese Maßnahmen bereichern Vorträge und verdeutlichen allen, daß eine gute Kommunikation und Informationsvermittlung nicht ausschließlich von der flüssigen mündlichen Rede abhängig ist.

Das Blickfeld erweitern – die Fähigkeiten sehen

Manche Menschen konzentrieren sich zu sehr auf die subjektiv als negativ empfundenen Aspekte ihrer Person. Selbstabwertungen wirken sich entmutigend auf das Vertrauen in die eigenen Fähigkeiten aus. So kann ein negatives Selbstbild dazu führen, daß wir unsere Kompetenzen nicht einbringen, obwohl wir letztlich dazu in der Lage wären.

Kennen Sie die Interessen und Stärken Ihrer SchülerInnen? Wenn nicht, wird es höchste Zeit, dies herausfinden. Zugegeben, bei einer großen Lerngruppe ist es aufwendig, die individuellen Fähigkeiten zu ermitteln. Dennoch, die Mühe lohnt sich. Sie erhöhen die Ressourcen der Kinder und Jugendlichen, indem Sie bewußt Lernsituationen herstellen, die den Fokus auf das lenken, was sie gut beherrschen. Das

Selbstwertgefühl sowie das Zutrauen in die eigenen Fähigkeiten wächst. Die Gefahr, daß nur einzelne, als Schwäche empfundene Anteile aus dem gesamten Leistungsspektrum einer Person in den Mittelpunkt der eigenen Betrachtung rücken, wird so verringert.

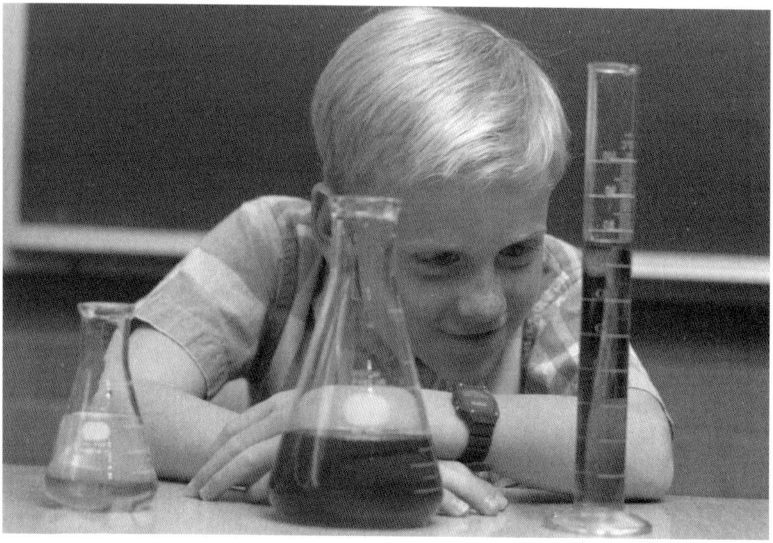

Der Klassenverband

Eine gute Klassengemeinschaft trägt ebenfalls enorm zu einem angenehmen Lernklima bei. Doch solch ein soziales Klima fällt nicht vom Himmel. Es ist auch nicht allein durch die Schule zu realisieren. Gesellschaftliche Entwicklungen haben dazu beigetragen, daß Konflikte der SchülerInnen untereinander zunehmend gewaltvoll geregelt werden. Auf diesem Hintergrund ist es natürlich schwer, eine vertrauensvolle Atmosphäre im Klassenverband aufzubauen, die es dem einzelnen ermöglicht, sich zu öffnen und angenommen zu fühlen.

Andererseits kann Schule dazu beitragen, die sozialen Kompetenzen der SchülerInnen zu stärken. Von daher ist es sinnvoll, sich nicht ausschließlich auf die Vermittlung von Lernstoff zu konzentrieren, sondern die Sozialerziehung zu integrieren. Eine gute Sozialgemeinschaft und persönliche Zufriedenheit hängen nicht von der Existenz von Problemen oder Konflikten ab, sondern von einem angemessenen Umgang damit. Und der will gelernt sein! Von daher sollte jeder natürliche Konflikt als willkommene Gelegenheit betrachtet werden, Kindern und Jugendlichen konstruktive Lösungsstrategien zu vermitteln. Ergänzend dazu bieten sich soziale Lernspiele oder Geschichten an (siehe auch Kapitel 4).

Hilflos fühlen sich nicht nur Stotternde, sondern auch viele LehrerInnen, wenn es um Hänseleien und andere abwertende Attacken geht. Sie merken nämlich sehr bald, daß sie auf ihre Nachfragen von Beteiligten widersprüchliche Informationen erhalten. Hier kommt die subjektive Wahrnehmung, aber auch die unterschiedliche Interessenlage zum Ausdruck. SchülerInnen, die andere hänseln, müssen schließlich in aller Regel mit einer Bestrafung für ihr Verhalten rechnen. Eine kleine Notlüge kann hier Wunder wirken. Kommt es jedoch zu einer Bestrafung, stellt sich nicht selten Rachelust ein, was zu einer weiteren Eskalation beiträgt. Hinzu kommt, daß gerade diese Übergriffe meist in Abwesenheit der LehrerInnen stattfinden. Von daher sind direkte Reaktionen auf Hänseleien erschwert.

Eine völlig anderer Ansatz ist es dagegen, bei der Konfliktlösung nicht die Bestrafung des Täters bzw. der Täterin, sondern die Förderung der Einsicht in die Gefühle des Opfers in den Mittelpunkt zu stellen, um daraus gemeinsam konstruktive Handlungsschritte abzuleiten. Man geht davon aus, daß viele Kinder einfach unbedacht handeln. Sobald sie verstehen und nachempfinden können, was ihre Aktionen beim anderen bewirken, sind sie bereit, ihr Verhalten zu ändern.

Auf LehrerInnenfortbildungen wurde wiederholt die Frage danach gestellt, was man bei andauernden Hänseleien tun kann. Ich möchte Ihnen daher nun konkrete Schritte aufzeigen, die sich an diesem „No Blame Approach", wie er im Ratgeber der britischen Stotterer-Selbsthilfeorganisation dargestellt ist, orientieren (vgl. S. 117 ff.).

Wenn sich eine Schülerin bzw. ein Schüler an Sie wendet und von einer Auseinandersetzung berichtet, ist es bei geringen positiven Erfahrungen im Umgang mit Konflikten in jedem Fall vorteilhafter, gemeinsam vorzugehen. Dies muß nicht immer unmittelbar im Anschluß sein. Je nach Art und Anlaß des Konflikts kann es besser sein, die Besprechung auf einen günstigeren Zeitpunkt zu verlegen, zu dem keine Störungen zu erwarten sind.

Verzichten Sie auf eine detaillierte Darstellung des Streits. Eine Schilderung kann zwar ein guter Einstieg in die Thematik sein, doch allzu leicht mündet dies in einem Gerangel um „die Wahrheit". Es kommt jedoch weniger auf den objektiven Handlungsablauf an, sondern mehr auf das individuelle Erleben der Situation. Dies verhindert auch den Eindruck, der Betroffene habe die anderen „verpetzt", was innerhalb der SchülerInnenschaft sozial wenig angesehen ist.

Schildern Sie das Problem, indem Sie die Gefühle deutlich machen, die in der Auseinandersetzung entstanden sind. Besonders wichtig ist dies für die Person, die gehänselt wird oder Opfer abwertender Attacken ist. Hier gilt es, besonders einfühlsam das innere Erleben mitzuteilen. Je nach Selbstbewußtsein des Kindes ist es hilfreich, wenn Sie als LehrerIn dabei unterstützen. Sie können in Absprache mit der betreffenden Person auch kreative Medien nutzen, z.B. ein Gedicht, ein Bild, etwas Geschriebenes, vielleicht auch eine Videoaufnahme. Wichtig ist, daß die anderen nachvollziehen, was in derjenigen vorgeht.

Weisen Sie keine Schuld zu. Auch wenn Sie selbst Wut verspüren angesichts des ungerechten Verhaltens einiger MitschülerInnen und rasch handeln wollen: Verzichten Sie auf direktive Problemlösungen. Machen Sie vielmehr der Gruppe ihre Verantwortlichkeit deutlich. Vermitteln Sie gleichzeitig Ihr Vertrauen in die Einsichtsfähigkeit der Gruppenmitglieder, etwas verändern zu können und dies auch zu wollen. Erfragen Sie konkrete Vorschläge und Ideen dazu, was künftig jeder einzelne bzw. die Gruppe dazu beiträgt, damit sich die betroffene Person wohler fühlt.

Beenden Sie die Besprechung mit dem Hinweis darauf, daß ein erneutes Treffen zeigen wird, wie die Dinge laufen. Lassen Sie ca. eine Woche verstreichen, bevor Sie sich zunächst einzeln, bei Bedarf in der

Gruppe, mit den SchülerInnen über die aktuelle Situation unterhalten. Sie können bereits mit jüngeren Kindern auf diese Weise konstruktiv interpersonale Konflikte lösen.

Bei Kindern, die älter als neun Jahre sind, wird die Vorgehensweise insofern verändert, indem zuerst mit einem der Täter bzw. einer der Täterinnen, dann mit dem Opfer und schließlich mit beiden gemeinsam (evtl. mit der beteiligten Gruppe) gesprochen wird.

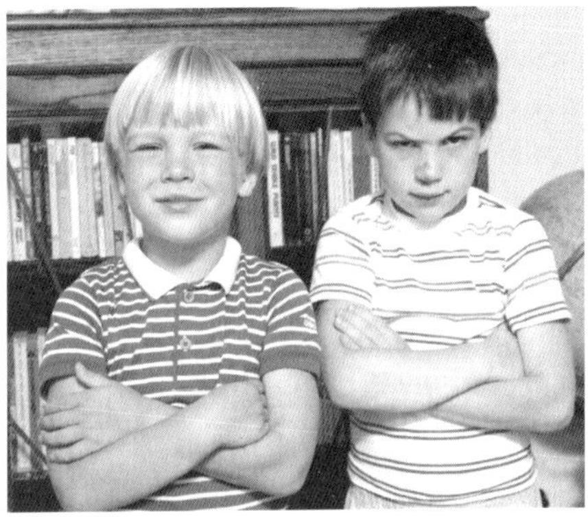

Die Kernidee bleibt: Einsicht in die Folgen der eigenen Handlung statt vorschneller Bestrafung und eigene Lösungsideen entwickeln, statt stur externale Verhaltensmaßregeln befolgen zu müssen.

Für ein zufriedenstellendes Miteinander ist es ebenfalls wichtig, persönliche Grenzen zu spüren und zu setzen. Bei stotternden Kindern und Jugendlichen wirkt selbstsicheres Verhalten darüber hinaus der Gefahr entgegen, Opfer von Hänseleien zu werden. Selbstsicherheitstraining ist eine Fördermöglichkeit für Menschen, die Schwierigkeiten haben, in Relation zu ihrer Umwelt eigene Ansprüche zu stellen und diese zu verwirklichen.

Förderlich für die Entwicklung von Selbstsicherheit ist ein positives Selbstbild. Es wirkt sich auf unser psychisches Wohlbefinden und auf unsere Selbstdarstellung aus. Sich der eigenen Stärken bewußt zu sein, Unterschiede bei sich und anderen zu sehen und akzeptieren zu können, ist auch Grundlage einer demokratischen Haltung. Hinsichtlich der Unterrichtsgestaltung ist weiter oben bereits betont worden, wie bedeutsam dies bei der Unterrichtsplanung und im Umgang mit SchülerInnen ist.

Fehlen soziale Erfahrungen, wie dies für stotternde Menschen aufgrund von Rückzugstendenzen nicht ungewöhnlich ist, treten ebenfalls Unsicherheiten aufgrund mangelnder sozialer Fertigkeiten auf. Sie umfassen die z.B. durch Übung geformten Erfahrungen im zwischenmenschlichen Bereich, die uns routiniert zur Verfügung stehen und keine größeren gedanklichen Handlungspläne benötigen. Daher ist es im Schulalltag wichtig, Unterricht so zu gestalten, daß Stotternde sich einbringen können.

Soziale Angst oder Hemmung kennzeichnen unangenehme Gefühle im zwischenmenschlichen Bereich. Nicht nur Stotternde berichten immer wieder, daß sie solche Situationen als Streß empfinden, in denen sie eigene Wünsche äußern und Forderungen stellen wollen. Besonders schwierig ist es für Kinder und Jugendliche natürlich dann, wenn sie sich bei Hänseleien durch MitschülerInnen selbstbewußt wehren wollen.

Spezielle Techniken im Umgang mit solchen angstbesetzten Situationen können nicht von heute auf morgen das eigene Verhalten ändern. Allerdings zeigen sie konkrete Veränderungsschritte dorthin. Mit jeder positiven Erfahrung wächst das Vertrauen in sich selbst, auch schwierige Anlässe bewältigen zu können.

Ich stelle nun erprobte Techniken der Selbstbehauptung (s.o.) vor, die für jeden Menschen hilfreich sind. Sie wirken aggressivem Verhalten entgegen, weil es sich um de-eskalierende Maßnahmen handelt.

Mit klaren Aussagen in Form von Ich-Botschaften übermittelt das Kind oder der Jugendliche, was sie bzw. er fühlt und sich wünscht. Bestimmt, ruhig und eindeutig vorgetragen, mit stetem Blickkontakt, notfalls mehrfach wiederholt, verfehlen sie ihre Wirkung nicht.

Beispiel: Ein Schüler bzw. eine Schülerin wird durch jemand anderen mit häßlichen Namen belegt. Die Reaktion könnte lauten: „Ich mag es nicht, wenn du mich so nennst. Ich möchte, daß du damit aufhörst." Dies trifft ebenfalls zu für Handlungen, zu denen sich das Kind gedrängt fühlt. Es muß immer wieder ermutigt werden, klar und deutlich nein sagen zu dürfen! Wichtig ist, daß die Körpersprache die verbale Botschaft unterstützt. Ein Lächeln oder eine unterwürfige Körperhaltung widerspricht der Äußerung und schmälert deren Effektivität.

Was sollen SchülerInnen tun, wenn sie weiterhin eingeschüchtert und verspottet werden? Das Stichwort heißt: Kaputte Schallplatte. Bei einer beschädigten Schallplatte, bei der die Abspielnadel „hängenbleibt", kommt es zu anhaltenden Wiederholungen. Übertragen auf unseren Kontext bedeutet das: Laß dich in keine Diskussion darüber verstricken, warum du in eine unberechtigte Forderung oder unerwünschte Anmache nicht einwilligst. Bleibe bei deiner Aussage und wiederhole sie: „Ich möchte nicht...“. So kannst du gelassen deine berechtigte Forderung vortragen. Auch hier ist es notwendig, daß nonverbale Botschaften, Stimme und Inhalt der Äußerung übereinstimmen.

Spannend ist es für den Aggressor dann, wenn der Spott wirkt und sich die betreffende Person ärgert und aufregt. Nichts ist dagegen ärgerlicher für einen Aggressor, als wenn ihm der Wind aus den Segeln genommen wird durch ein gleichgültiges, neutral geäußertes „Wie du meinst“, oder: „Vielleicht“, oder: „Wenn du denkst“.

In eine ähnliche Richtung geht eine der therapeutischen Geschichten für Kinder aus dem Buch von Doris Brett: „Anna zähmt die Monster“ (Iskopress 1993). Ein gehänseltes Kind vertraut seine Ängste und Sorgen seiner Mutter an, die ihm empfiehlt, eine genaue Auflistung der Situationen, des Wortlautes der Äußerungen, seiner eigenen Reaktionen darauf und der beteiligten Personen zu machen. Eifrig macht sich das Kind ans Werk und hat aufgrund seiner intensiven Beobachtungsaufgabe keine Zeit mehr, auf die Hänseleien selbst zu reagieren. Noch während seiner Beobachtungen stellt es mit Erstaunen fest, daß diese abnehmen.

Alle hier beschriebenen Techniken sind äußerst wirksam, benötigen jedoch meist ein wenig spielerische Übung. Es ist schon eine Herausforderung, jemandem, der einen bedrängt oder beschimpft, mutig in die Augen zu sehen. Es ist alles andere als leicht, gelassen zu bleiben, wenn man beispielsweise „Stotterliese“ gerufen wird. Oder die Schultern nicht hängen zu lassen, wenn einer das Stottern nachahmt. Da kann es hilfreich sein, sich im Rollenspiel mit Hilfe netter MitspielerInnen ein wenig unempfindlicher zu machen, eine selbstbewußte Körperhaltung zu trainieren und schlagfertige Antworten vorab zu überlegen.

Ein Stotternder hat einmal erwidert, als ein anderer sein Stottern imitierte: „Weißt du, ich stottere schon so lange. So gut wie ich wirst du es nie können. Also laß es doch besser gleich sein!“ Diese witzige Reaktion ließ den Spötter ins Leere laufen. In der konkreten Situation fällt einem solch eine Erwiderung weitaus leichter, wenn sie zuvor im Rollenspiel geprobt wurde. Vielleicht haben Sie an Ihrer Schule die Möglichkeit, klassenübergreifend eine kleine Gruppe von Kindern oder Jugendlichen zusammenzustellen, die ein wenig Stärkung und Ermutigung bräuchten.

Eine Schwierigkeit, die für stotternde Kinder und Jugendliche hinzukommt, ist, daß es sich um verbale Strategien handelt. Tritt dabei ein starker Block auf, ist es sehr schwer, eine neutrale Haltung zu bewahren. Zudem bietet man damit wieder eine Angriffsfläche. In meiner Beratungstätigkeit ermuntere ich daher durchaus dazu, zur Not mit einem Stupser klarzustellen, daß man sich nichts gefallen läßt. Wenn Sie als LehrerIn Ihren stotternden Schüler bzw. Schülerin in ein Handgemenge verwickelt sehen, strafen Sie bitte nicht vorschnell, sondern reflektieren Sie mit den Beteiligten die Situation wie oben beschrieben. Besprechen Sie auch mit dem stotternden Kind oder Jugendlichen, welche der eigenen Verhaltensweisen die Situation weiter verschärfen, z.B. bei Provokationen. Unterstützen Sie das Kind bei der Entwicklung alternativer Selbstbehauptungsstrategien.

Ich halte es weiterhin für notwendig, nicht jede Form von Hänselei über das Stottern zu dramatisieren. Fokussieren Sie nicht einseitig die Opferrolle. Stotternde sind keine „besseren Menschen". Sie lachen auch schon mal über andere, greifen sich deren Schwächen heraus und ziehen sie damit auf. In dem Fall ist es günstiger, das Hänseln zu relativieren. In Gesprächen mit stotternden Kindern und auch mit Schulklassen habe ich wiederholt die Erfahrung gemacht, daß ein lebendiger Austausch auf meine Frage hin stattfand: „Was machst du bzw. macht ihr denn, um andere zu ärgern?"

Die Selbsterkenntnis „Ich bin auch nicht immer nett gegenüber meinen MitschülerInnen!" bietet darüber hinaus einen guten Ansatzpunkt, das Stottern, trotz aller Spezifität der Auffälligkeit, zu normalisieren. Damit ist gemeint, daß jeder Eigenheiten hat, die potentiell Zielscheibe von Spott sein können. Wenn ich schon austeile, muß ich auch einstecken lernen – so könnte man grob das Lernziel definieren. Auf der anderen Seite geht es natürlich auch darum, unfaire Angriffe zu erkennen und zu unterlassen.

Als Selbstverteidigungsstrategie kann Frechheit durchaus positiv wirken. Ich habe einmal einen Dialog zwischen zwei Kindern miterlebt, von denen eines gehbehindert und das andere sehbehindert war. Das schielende Kind wollte das Mädchen ärgern und fragte gehässig: „Warum läufst du denn so komisch?“ Worauf das Mädchen erwiderte: „Und warum guckst du so komisch?“ Dieser kurze Schlagabtausch beendete die Aggression unmittelbar.

Förderung des Gemeinschaftsgefühls

Bislang standen Konflikte und Möglichkeiten zu deren Lösung im Mittelpunkt. Doch es gibt zahlreiche präventive soziale Aktivitäten, die ein Gefühl der Zusammengehörigkeit fördern und die Auftretenswahrscheinlichkeit verletzender, abwertender Äußerungen innerhalb der Klassengemeinschaft senken:

Feste in einem interkulturellen Rahmen gemeinsam gestalten und feiern. Die Geburtstage der Kinder und Jugendlichen bemerken, ohne daß es zeitaufwendige Feiern sein müssen. Gemeinsame Freizeitaktivitäten – nicht jede Woche, aber in erkennbar kontinuierlichem Abstand. Füreinander Interesse zeigen, miteinander reden über persönliche Dinge – vielleicht bei einem gemeinsamen Klassenfrühstück? Lernaufgaben formulieren, zu deren Lösung Kooperation mit anderen notwendig ist. Verantwortung innerhalb der Klassengemeinschaft zu übernehmen, sei es für die Pflege der Pflanzen, die Ordnung in der Leseecke oder die Patenschaft für ein neues Klassenmitglied. Selbst in der Schule sollten nicht ausschließlich schulische Leistung oder Schwächen einzelner eine Rolle spielen, sondern humane Qualitäten sowie andere in der Peer-Group relevante Bewertungsmaßstäbe zum Tragen kommen. Dies ist für jüngere wie für ältere SchülerInnen gleichermaßen wichtig.

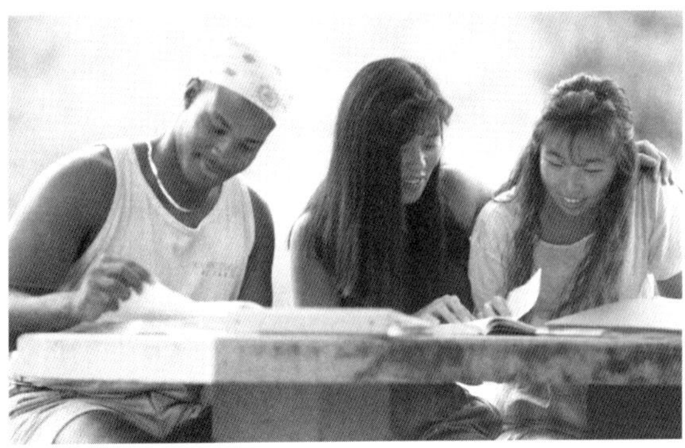

Die Art und das Ausmaß der Redeflußstörung sowie die Auswirkungen auf die Person sind bei jedem anders. Die Tatsache, daß ein Mensch stottert, bedeutet nicht zwangsläufig, daß eine Therapie erforderlich ist. Angstfreies und spannungsarmes Stottern kann, ähnlich wie ein Dialekt, schlicht als individuelle Färbung verstanden werden.

Doch es verhält sich nicht immer so. Eine spannungsreiche Symptomatik ist sowohl für den Sprechenden als auch für den Zuhörenden eine anstrengende Angelegenheit. Gravierender sind jedoch negative Auswirkungen auf die Kommunikationsfreude und die Leistungsfähigkeit in der Schule. Eine qualifizierte Stottertherapie kann dies mit Hilfe des Umfeldes verändern.

Inhalte und Ziele sind abhängig vom gewählten therapeutischen Ansatz. Die wesentlichsten Bausteine sind weiter oben beschrieben. Meistens geht es um folgendes:

- die Vermittlung einer Technik, mit deren Hilfe die Stottersymptome kontrolliert werden können;
- ein unbeschwerter Umgang mit dem Thema Stottern;
- Freude und Mut, sich anderen mitzuteilen;
- Stärkung des Selbstvertrauens.

Die Regelschule kann gemeinsam mit StottertherapeutInnen zur Verwirklichung dieser Ziele beitragen. Ein Austausch mit der behandelnden Stottertherapeutin Ihres Schulkindes ist hilfreich – für Sie als LehrerIn, für die Therapie und vor allem für die Kinder und Jugendlichen. So wird möglich, daß Sie individuell erfahren, worin für das Ihnen anvertraute Kind oder den Jugendlichen das Problem besteht, welche Unterrichtsmaßnahmen förderlich sind und wie Sie unterstützend am Bewältigungsprozeß mitwirken können.

Die zuvor beschriebenen Verhaltensweisen haben sich zwar erfahrungsgemäß als sinnvoll und unterstützend erwiesen. Dennoch ließe sich manches in einem Gespräch besser klären. Denn Ratschläge haben die Eigenschaft, für den einen Menschen genau das Richtige zu sein, für den anderen dagegen womöglich nachteilig zu wirken. Dies rührt daher, daß eine Situation von vielen Faktoren beeinflußt wird, die eine individuelle Betrachtung und Handlungsstrategie notwendig machen.

Lassen Sie sich daher bitte auf den Kontakt ein bzw. suchen Sie ihn aktiv. Folgende Anregungen und Beispiele aus der Zusammenarbeit werden verdeutlichen, wie wertvoll dies für alle sein kann.

Für den Transfer einer Sprechtechnik, also die Anwendung des Gelernten in Alltagssituationen, ist es günstig, wenn dies aktiv vorbereitet wird. Dies kann im Rahmen der Schule darin bestehen, daß man sich gemeinsam mit der Klasse ein in der Therapie gedrehtes kurzes Video als Hörbeispiel anschaut. So sind die MitschülerInnen und LehrerInnen auf die veränderte Sprechweise vorbereitet. Die Hürde, anders zu sprechen als zuvor, wird dadurch für denjenigen, der stottert, niedriger. Man hat durch ein begleitendes Gespräch auch die Chance, überhöhten Erwartungen an die Konstanz der Sprechflüssigkeit entgegenzuwirken. So ist es wichtig zu übermitteln, daß Redeunflüssigkeiten hin und wieder auftreten können, je nach Situation und Anforderung. Solange die Art der Symptomatik flüssig bleibt und der Betroffene sich ohne Angst äußert, stellt dies kein Problem dar. Und ohne diesen Erwartungsdruck läßt sich eine ungehinderte Kommunikation viel leichter herstellen.

Solche Schulstunden tragen ebenfalls ihren Teil zur Entwicklung eines unbeschwerten Umgangs mit dem Stottern bei. Wenn alle Beteiligten erfahren, daß Stottern etwas ist, worüber man offen reden kann, werden eventuell vorhandene Berührungsängste abgebaut. Informationen über Ursachen, Erscheinungsbild und Therapiemöglichkeiten lüften das „Geheimnis“ um diese auffälligen Unterbrechungen im Redefluß – für MitschülerInnen wie für LehrerInnen.

Ein Austausch über die Gefühle beim Sprechen und beim Zuhören, wenn jemand stottert, fördert das Verständnis füreinander und schafft Sicherheit. Einschränkend muß gesagt werden, daß solche Gespräche einen vertrauensvollen Umgang miteinander voraussetzen.

Einem natürlichen Umgang mit dem Stottern steht so nichts (mehr) im Weg. Unsere Erfahrungen aus der Zusammenarbeit mit Schulen zeigen, daß sich dies bereits in der Primarstufe gut vermitteln läßt.

◆ Beispiele aus der Zusammenarbeit

Ambulante Therapie

Ursel de Vries, Lehrlogopädin, Logopädenlehranstalt Oldenburg

Seit 20 Jahren arbeiten wir in der Sprachheilambulanz der AWO Bezirksverband Weser-Ems mit stotternden Kindern und ihren Eltern. Die Therapie findet zweimal wöchentlich für 1,5 Stunden mit vier Kindern unter Einbeziehung eines Elternteils statt.

Diese Form der Behandlung ist sehr zeitintensiv und beansprucht etwa neun Monate. Hierbei ergibt sich zwingend, auch mit Lehrerinnen und Lehrern aus den Regelschulen zusammenzuarbeiten.

Durch Gespräche mit den Kindern über ihren Schulalltag konnten wir feststellen, daß nur sehr wenige LehrerInnen Kenntnisse über das Stottern besitzen, die es ihnen erleichtern, stotternde Kinder in ihren Klassen gut zu integrieren.

Deshalb ist es wichtig für Lehrerinnen und Lehrer, das Stottern nicht zu ignorieren, sondern sich damit auseinanderzusetzen und sich selbst zu prüfen, ob das Kind anders als die anderen behandelt wird. Weiter ist wichtig, wie das Verhältnis zu den Mitschülerinnen und Mitschülern ist. Wird das Kind akzeptiert oder abgelehnt?

Aufklärende Gespräche mit der Klasse zeigen hier gute Erfolge. Wir selbst haben zweimal an einer Grundschule ein Gespräch über das Stottern geführt. Anlaß war die Einschulung zweier Kinder, die vorher bei uns in der Therapie waren und noch stotterten. Ausschlaggebender Grund für unseren Schulbesuch war hier vor allem die Angst der Eltern vor Hänseleien.

Die Lehrerinnen nahmen unser Angebot, eine Unterrichtsstunde in ihrer Klasse durchzuführen, an und bereiteten die Kinder auf unser Kommen vor.

Wir stellten uns und das Sprachheilzentrum vor und erklärten ihnen, welche Kinder dort behandelt wurden. Durch ein Videoband gaben wir ihnen Einblick in eine Therapiestunde.

Das anschließende Gespräch führten wir gemeinsam mit den stotternden Kindern. Sie erzählten: „Immer wenn wir gesprochen haben, mußten wir langsam, laut und deutlich sprechen, damit wir nicht gestottert haben." Das war das Wichtigste. Die anderen Kinder durften dies anschließend mit einem Spiel, das auch in der Therapie gemacht wurde, ausprobieren. Tommi und Markus erklärten das Spiel und waren ganz stolz, hier einmal im Mittelpunkt zu stehen. Die Stottersymptome waren ihnen überhaupt nicht „peinlich". Mit viel Eifer wurde nun geübt und im Anschluß verkündet: „Das ist aber gar nicht leicht!"

Wir haben mit den Kindern über die Gefühle gesprochen, die ein stotterndes Kind hat, wenn es gehänselt wird. Hierbei beteiligte sich Markus intensiv, der schließlich feststellte: „Manchmal bin ich traurig, aber ich sage dann auch, du bist ja selber doof."

Ganz von selbst erzählten dann die nichtstotternden Kinder, daß auch sie von anderen Kindern geärgert würden, wenn sie etwas nicht so gut konnten. Wir haben sie dies beschreiben lassen und dabei viele Arten von Schwierigkeiten, die jeder hat, zusammengetragen: „Ich kann noch nicht so gut Fußball spielen und dann schreien die mich immer an." „Wenn man nicht so schön malen kann, ist das auch doof." „Ich kann noch nicht auf einem Bein hüpfen." Die Kinder beteiligten sich intensiv an dem Gespräch über ihre individuellen Probleme. Allen wurde dabei deutlich, daß Stottern und der Umgang damit ein Thema unter vielen anderen ist, das den einzelnen beschäftigen kann.

Plötzlich fragte dann ein Kind, woher dies wohl alles kommt, daß man manche Sachen nicht so gut kann. Die Rückmeldungen hierzu waren sehr unterschiedlich: „Die trauen sich nicht." „Die haben nicht genug geübt." „Vielleicht werden die mal zu Hause gehauen." Direkt von Angst wurde nicht gesprochen. Die Antwort ist schwierig, denn mit theoretischen Erklärungen können Kinder in diesem Alter noch nicht viel anfangen. Wir haben erzählt, daß man darüber im einzelnen noch nicht so genau Bescheid weiß, daß aber Kinder, die stottern, genauso sind wie alle anderen auch.

Wir haben festgestellt, daß es leicht ist mit Kindern in der ersten Klasse ein Gespräch zu führen, wenn man sie ernst nimmt und in kindgerechter Weise Probleme diskutiert.

Es hat allen viel Spaß gemacht und die Rückmeldung der Lehrerinnen über diese Stunde war sehr positiv. In der Klasse war danach das

Stottern kein Thema mehr und es gelang dadurch, mehr Verständnis zu erreichen.

Die Behandlung des Stotterns liegt in der Regelschule auf jeden Fall nicht bei den Lehrerinnen und Lehrern, sondern bei den auf dieses Störungsbild spezialisierten Fachleuten. Aber die Gespräche über die Gefühle aller im Schulalltag Beteiligten sind ein wichtiges Mittel zum Aufbau von Verständnis und Akzeptanz.

Gelingen fördernde Maßnahmen, schildern Kinder ihre Erfolge in der Schule und das Verhalten von Lehrerinnen und Lehrern sowie Mitschülerinnen und Mitschülern sehr positiv. Dies trägt entscheidend dazu bei, mehr Selbstvertrauen zu erwerben und den Erfolg zu festigen.

Diese hier geschilderten Erfahrungen haben leider nicht dazu geführt, eine große Anzahl von Lehrerinnen und Lehrern zu erreichen, trotz weitergehender Angebote. Wir wünschen uns eine intensivere Zusammenarbeit mit Regelschulen, als sie im Augenblick besteht.

Ziel ist eine bessere Integration stotternder Kinder und Jugendlicher in der Schule.

Stationäre Therapie

Hildegard Brand, Diplom-Psychologin, Landessprachheilzentrum Meisenheim

Als ich die Anfrage erhielt, einen Beitrag für den Ratgeber „Stottern und Schule“ zu leisten, befanden sich in meiner Therapiegruppe im Landessprachheilzentrum 13 Jugendliche im Alter von 12 bis 17 Jahren zu einer dreiwöchigen stationären Nachbehandlung. Sie hatten alle bereits eine Grundbehandlung von 8 Wochen bis zu 1/2 Jahr durchlaufen und teilweise eine oder mehrere stationäre Kurzphasen im Rahmen der Nachbetreuung mitgemacht. Sie alle sind noch Schüler bzw. Schülerinnen, die unterschiedliche Schulformen besuchen.

Wir haben uns gemeinsam auf die wichtigsten Fragen zu Schulerfahrungen geeinigt und diese in einem Fragebogen zusammengestellt. Er kann (mitsamt der tabellarischen Auswertung) auf Wunsch zugesandt werden. Das Ergebnis stellt sich folgendermaßen dar:

Die Beteiligung am mündlichen Unterricht entspricht wahrscheinlich exakt den Erfahrungen, die in den meisten Schulklassen mit nichtstotternden Schülern auch gemacht werden: Wenige (2) beteiligen sich immer, einige (3) meistens, ein Großteil manchmal (7), wenige (1) gar nicht. Das Verhältnis zu LehrerInnen erscheint bei den befragten stotternden SchülerInnen eher positiv. Ein einziger wünscht sich, daß seine LehrerInnen anders auf sein Stottern reagieren, und einer schränkt es auf „manchmal" ein.

Auch die Reaktionen der MitschülerInnen sind offensichtlich so, daß sie kaum einer Veränderung bedürfen. Akzeptieren herrscht vor, Beschützen oder Nichtbeachten kommt vor. Hänseleien wegen Stottern passieren selten oder gar nicht. Nur zwei SchülerInnen erscheint es möglich, daß sie mit ihren Klassenkameraden besser auskämen, wenn sie nicht stotterten.

Die Position dieser stotternden Schülerinnen und Schüler im Klassenverband erscheint ausgesprochen stark. Allein die Tatsache, daß 5 von 13 KlassensprecherIn sind oder waren, spricht für sich. Demgegenüber ist die Hoffnung, ohne Stottern ein besserer Schüler bzw. eine bessere Schülerin zu sein, relativ verbreitet (5: ja, 2: vielleicht).

Dennoch ist Stottern vorwiegend lästig (8), es gibt auch Erfahrungen zu den Extremen vorteilhaft (1) und beschämend (2).

Mich selbst hat dieses Ergebnis nicht erstaunt. Es entspricht dem, was ich seit Jahren von stotternden Kindern und Jugendlichen erfahre. Sie sind selten Außenseiter, ihre Position reicht vom unauffälligen Anpasser bis zum kleinen Rebell.

Wo also liegt das Problem eines Stotternden in der Schule?

Obwohl sich doch alle in ihrer Schule ganz wohl fühlen, zumindest nicht unwohler als andere, schleppen sie etwas mit sich herum, das zwar manchmal vorteilhaft ist, das in vielen Situationen keine Bedeutung hat, das aber oft lästig, manchmal schrecklich und beschämend ist. Sich mitteilen zu wollen und kein Wort herauszukriegen, ist auch dann, wenn alle oder die meisten KontaktpartnerInnen das Stottern akzeptieren, zumindest unangenehm, nicht nur für Stotternde, sondern auch für Zuhörende.

Die Tatsache „auch für Zuhörende" ist einer der ersten Grundgedanken, die wir im Rahmen der Therapiegruppe im Landessprachheilzentrum besprechen. Wir stottern, aber die anderen müssen zuhören.

Wir verunsichern unsere GesprächspartnerInnen durch Stottern, und die, die uns zuhören, verunsichern uns durch Hilfen, Verlegenheiten, Schutzmechanismen.

Die Verunsicherungen gilt es abzubauen, auf beiden Seiten. Mit dieser Zielsetzung gestalten wir schon seit Jahren die Kontakte zu den Schulen im Rahmen unseres stationären Therapieangebotes.

Wir gehen von folgender Prämisse aus: Stottern ist primär eine Kommunikationsstörung, die im Kontakt mit anderen auftritt, aber noch längst nicht im Kontakt mit jedem und in jeder Situation.

Ein Auslöser für Stottern besteht darin, daß man sich in einer Kommunikationssituation nicht sicher fühlt. Daraus ergibt sich zwangsläufig die Frage: Fühlen wir Stotterer uns häufiger unsicher oder unsicherer als andere? Wenn Eltern, Geschwister, Freunde, Studierende oder „ausgewachsene" LehrerInnen (einschließlich SprachheillehrerInnen) ins Sprachheilzentrum kommen, ergeben sich häufig Gelegenheiten, diesbezüglich zu beobachten und zu registrieren.

Die Antwort lautet: Nein! Wir sind nicht die einzigen, denen es in manchen Situationen die Sprache oder die Reaktion verschlägt. Jeder Mensch hat eine oder mehrere schwache Stellen, an denen sich Verunsicherung niederschlägt. Manche werden rot, manche werden blaß, manche schwitzen, bekommen Magenschmerzen, kauen Fingernägel, schweigen, und wir stottern eben! Uns ist die Vergleichbarkeit nun bewußt, aber den anderen nicht. Die anderen sehen Stottern immer noch als etwas Besonderes an, weil es so sehr auffällt. Der nächste Schritt kann eigentlich nur sein, den anderen unsere Erkenntnisse mitzuteilen!

Am häufigsten gestalten wir diese Mitteilungen z.Zt. folgendermaßen: Die Kontakte zur Schule, die bei uns bei jedem Kind von Anfang an über einen Fragebogen laufen, der sich auf den gegenwärtigen Schulerfolg bezieht, werden während der Behandlungszeit in unterschiedlicher Weise je nach Bedarf intensiviert, entweder über die Eltern oder durch Telefonate mit der Schule oder gelegentlich auch durch Besuche von Seiten der LehrerInnen bei uns.

Gegen Ende der stationären Therapie erfolgt ein Schulbesuch unsererseits. Ich, als Therapeutin, fahre mit einem Kind, das bald entlassen wird, und zwei oder drei anderen Gruppenmitgliedern zu einem Besuch in die Heimatschule des Kindes. Dieser Schulbesuch ist vorbereitet durch ein Telefongespräch mit dem Lehrer bzw. der Lehrerin und der Absprache, daß wir vom Landessprachheilzentrum eine ganze Unterrichtsstunde frei gestalten können. Wenn es sich zeitlich einrichten läßt, bitten wir auch um die zusätzliche Möglichkeit der Teilnahme an einer ganz normalen Unterrichtsstunde.

Selten sind LehrerInnen abgeneigt. Meist reichen die Reaktionen von erstaunter Zustimmung bis zur Begeisterung. Das Kind, in dessen Heimatschule wir fahren, hat ein Referat mit neutraler Thematik gelernt, und wir haben Überlegungen wiederholt, wie wir oder die anderen in unterschiedlichen Situationen reagieren. „Wir wollen den anderen helfen, daß sie Stottern als nichts Besonderes mehr betrachten." In der Schulklasse beginnt es dann immer irgendwie ähnlich. Die Begrüßung ist vorprogrammiert, manchmal schon mit einem Willkommensplakat an der Klassentür oder einem Luftballon auf dem Platz des wiedererwarteten Klassenkameraden. Zunächst stellen wir uns vor: „Wir kommen vom Landessprachheilzentrum. Wir stottern!"

Dann geht es los. Markus hält seinen Vortrag – natürlich flüssig, denn etwas gut Gelerntes vorzutragen, gehört zu den leichteren Sprechleistungen und ist noch keine echte Kommunikation. Danach stellt Markus seinen KlassenkameradInnen noch ein paar Fragen zum Referatsthema. Dabei wiederholt sich die Erfahrung: Auch bei nichtstotternden Kindern melden sich immer nur die gleichen. Nach dieser Aktion mit einem strahlenden Referenten gibt es Beifall und Bewunderung: „Das hätte ich mich nicht getraut" oder „Das war aber viel auswendig zu lernen" oder „Der hat ganz klasse gesprochen"...

Dann beginnt der Hauptteil. „Ihr habt gehört, der Markus hat fließend gesprochen. Wie war das früher? Hat er in allen Situationen gestottert?" Nach kurzer Überlegungspause kommen Rückmeldungen, die besagen, daß Markus manchmal mehr und manchmal weniger und manchmal gar nicht gestottert hat, z.B. „Nie wenn er richtig Wut hatte." „Beim Streit mit dem Andreas fielen ihm immer eine Menge Schimpfwörter ein, ohne Stottern." „Beim Lesen hat er nur manchmal ein ganz kleines bißchen gestottert." „Aber wenn er mal an der Tafel stand....."

Und dann kommt der zweite Fragenkomplex: Warum ist das wohl so, wie kommt Stottern?

Eine der Standardantworten ist: „Vielleicht weil ihr Angst habt!“ Und dann kommt unsere Rückfrage: „Habt ihr keine? Was ist, wenn ihr z.B. einmal an der Tafel steht und nicht wißt, was ihr sagen sollt?“ Meist folgt jetzt wieder eine kleine Denkpause und dann fällt irgend jemandem etwas ein: „Ich schwitze manchmal.“ „Die anderen sagen dann immer, ich werde ganz rot.“ „Ich habe Schmetterlinge im Bauch.“ Und der Lehrer ergänzt: „Ich kriege feuchte Hände.“

Der Erfahrungsaustausch über das, was passiert, wenn man sich nicht sicher fühlt, und was man tun kann, damit man sicherer wird, geht je nach Alter der Kinder und Jugendlichen, je nach Mut und je nach Klassenatmosphäre in unterschiedlicher Weise, aber meistens doch sehr intensiv weiter. Und wenn einer der KlassenkameradInnen sagt: „Ich sage manchmal gar nichts“, dann sagen meine therapieerfahrenen Kinder: „Das ist etwas Ähnliches wie Stottern – das ist auch ein Rückzug beim Sprechen.“

Das Fazit ist, jeder Mensch hat Schwachstellen, mit denen er in für ihn schwierigen Situationen reagiert.

Dann taucht unweigerlich die Frage auf: „Ja, wenn das alles etwas Ähnliches ist, und Stottern somit nichts Besonderes, warum gibt es dann ein Sprachheilzentrum und keine entsprechende Einrichtung für Kinder mit anderen Reaktionen?“ Die Antwort geben wieder die Therapiekinder: „Stottern fällt auf, und wenn man merkt, daß das Sprechen nicht weitergeht, fängt man an, sich Mühe zu geben beim Sprechen. Wenn man sich Mühe gibt, wird es immer schlechter, weil man durch das Mühegeben die Sprechtechnik, die eigentlich automatisch abläuft, verändert. Das wird garantiert falsch! Von da an stottert man nicht nur in schwierigen Situationen, sondern auch immer dann, wenn man besonderen Wert darauf legt, gut zu sprechen.“

Oft demonstrieren wir, was wir gelernt haben, um diese unnötigen Anstrengungen wieder wegzulassen. Je nach Zugewandtheit der MitschülerInnen probieren wir das gemeinsam aus, im Wechsel mit freiwilligem Stottern. Dann kamen Kommentare wie: “Stottern ist aber ganz schön anstrengend.“

Unser Ziel, alle Anstrengungen wieder wegzulassen, wird verdeutlicht.

Manchmal ist noch ein bißchen Zeit für spontane Fragen zum Leben im Sprachheilzentrum oder den letzten Schulwochen. Nach einem solchen Gespräch hat das Stottern eines Kindes oder Jugendlichen einen anderen Stellenwert in der Klasse. Es ist nichts Besonderes mehr, und vor allem geht das Kind nicht in seine Schulklasse zurück, um konfrontiert zu sein mit den Erwartungen der anderen: Jetzt war er im Sprachheilzentrum, jetzt wird er nie mehr stottern. Das Bewußtsein ist: Jeder reagiert anders, wenn er in eine Situation kommt, die ihn unsicher macht. Das wird auch immer wieder mal vorkommen, aber es läßt sich verändern. Je mehr man gelernt hat, mit neuen oder schwierigen Situationen sicherer umzugehen, um so seltener werden wir stottern und um so seltener werden die anderen schwitzen, Magenschmerzen kriegen, rot werden...!

Der Rahmen eines solchen Informationsgespräches kann natürlich auch anders sein. Wenn die Heimatschule eines Kindes in kurzer Zeit erreichbar ist, ist ein Ausflug mit der ganzen Gruppe möglich. Es gab auch schon Schulklassen, die einen Ausflug zu uns gemacht haben. Dann läuft der Kontakt in erweiterter Form, z.B. mit einer Theateraufführung, gemeinsamem Würstchengrillen usw. Wenn die Entfernungen zum Heimatort des Kindes zu weit sind oder wenn die Straßenverhältnisse oder andere Umstände es nicht zulassen, müssen wir uns mit einem Videoband für die Schule begnügen, das gemeinsam mit drei oder vier Gruppenmitgliedern gestaltet wird. Es enthält in etwa die gleichen Informationen, die wir im Gespräch geben, aber es bedeutet eine Einschränkung.

Der persönliche Kontakt, die Kommunikation miteinander, ist natürlich durch nichts zu ersetzen. Ebensowenig zu ersetzen ist unsere Initiative. Wir Stotterer müssen den anderen helfen, daß sie Stottern als nichts Besonderes mehr betrachten!

Ich danke Felizitas (12), Jakob (13), Michael (13) Alexandra (13), Lisa (13), Rene (14), Jörn (14), Eugen (14), Rolf (15), Johannes (15), Timm (15), Andrea (16), Wolfgang (17) für ihre Mithilfe.

Arbeitsgemeinschaft für stotternde Schülerinnen und Schüler an der Gesamtschule Kikweg in Düsseldorf – Interview mit Thomas Krall, Lehrer

An der Gesamtschule Kikweg (Sekundarstufe I) in Düsseldorf existiert seit November 1990 eine jahrgangsübergreifende Gesprächsgruppe für stotternde Schülerinnen und Schüler bis zur Sekundarstufe I. Thomas Krall, selbst Stotterer, ist Lehrer an dieser Schule und leitet die Arbeitsgemeinschaft.

Herr Krall, was hat Sie veranlaßt, eine Gesprächsgruppe für stotternde Schülerinnen und Schüler ins Leben zu rufen?

Die Motivation dazu hängt eng mit meiner persönlichen Biographie als Stotterer zusammen. Aus meiner eigenen Erfahrung, aber auch aus Berichten anderer Betroffener, weiß ich um die vielfältigen und oftmals verdeckten Probleme, die sich für einen stotternden Schüler bzw. eine Schülerin stellen können. Ein Satz, der in diesem Zusammenhang zentrale Bedeutung hat, stammt von einem Mitglied der Stotterer-Selbsthilfegruppe (SHG) Düsseldorf: „Meine Schulzeit war eine einzige Katastrophe!" Für mich stellte sich die Frage: Wieso war das denn damals eine Katastrophe? Heute hat Stottern für mich nicht mehr so eine Bedeutung. Wieso kann man nicht versuchen, SchülerInnen zu vermitteln, daß Schulzeit auch für Stotterer keine Katastrophe sein muß? Ich bin als Lehrer nun in einer Position, in der ich darauf Einfluß nehmen kann, und mir kam der Gedanke: Das muß ich jetzt versuchen! Mut gemacht, dieses Projekt in Angriff zu nehmen, haben mir die Erfahrungen, die mit meiner Öffnung als Stotterer zusammenhängen. Dadurch habe ich einen selbstbewußten Umgang mit dem Stottern gelernt. Diese Erfahrungen habe ich durch die aktive Teilnahme in der Selbsthilfegruppe (SHG) in Düsseldorf machen können, in der ich nun seit vielen Jahren Mitglied bin. Was ich dort über mich und mein Stottern gelernt habe, war toll und rückblickend gesehen ein ganz entscheidender Schritt in meinem Leben. Ich wußte nichts über Selbsthilfe und war ein „ganz normaler" Lehrer, der nicht zugeben wollte, daß er stottert. Ich hatte zwar durch eine Gestalt- und Gesprächstherapie mein Stottern gut in den Griff bekommen, aber die Arbeit in der SHG war das fehlende I-Tüpfelchen für mich.

Im Hinblick auf die Arbeitsgemeinschaft für stotternde Schülerinnen und Schüler waren es insbesondere zwei größere Aktivitäten der SHG, die mir den entscheidenden Anstoß gaben: zum einen der Weltkongreß stotternder Menschen 1989 in Köln, zum anderen der Infostand auf der Messe „Aktiv Leben" in Düsseldorf.

Auf dem Weltkongreß bekam ich viele neue Eindrücke durch die zahlreichen Workshops zum Thema Stottern.

Auf der „Aktiv Leben" gestaltete die Düsseldorfer SHG in Zusammenarbeit mit der Bundesvereinigung Stotterer-Selbsthilfe e.V. einen Infostand, und da die Messe allgemein beliebt ist, kamen auch zahlreiche SchülerInnen und LehrerInnen aus meiner Schule zu uns. Da saß ich plötzlich als Stotterer hinter dem Stand und alle wunderten sich: „Herr Krall, Sie hier?" So kam ich mit Einzelnen ins Gespräch über's Stottern und spürte, daß ich bei allen auf positive Resonanz und großes Interesse stieß.

Nun stand für mich fest: Ich werde eine Arbeitsgruppe für stotternde Schülerinnen und Schüler anbieten, und ich möchte etwas für LehrerInnenfortbildung zu diesem Thema tun.

Vom ersten Gedanken bis zum festen Plan war es also ein langer Weg. Wie ging es nun weiter? Welche Schritte haben Sie unternommen, um den Plan in die Tat umzusetzen?

Zunächst einmal bin ich zu meiner Dienstvorgesetzten, der Dezernentin für Gesamtschulen, gegangen und habe ihr meine Ideen vorgetragen. Nachdem ich „grünes Licht" bekam, mußte ich nun überlegen, wie ich den Kontakt zu den zweifellos vorhandenen stotternden SchülerInnen bekommen konnte. Ich sah zwei Möglichkeiten: Über die SchülerInnenmitverwaltung und über das Kollegium. Ich wählte den ersten Weg, da ich mir noch unsicher war, wie die Resonanz unter den Betroffenen sein würde und wie sich die AG gestalten würde. Ich wollte das erst einmal austesten und hatte daher ein wenig „Muffen", mich direkt den Fragen der Kolleginnen und Kollegen auszusetzen. Wichtiger war dabei jedoch eine andere Überlegung: Viele Stotterer bleiben von den LehrerInnen unbemerkt, weil sie Vermeidungsstrategien entwickeln, um ihre Schwierigkeiten zu verdecken. MitschülerInnen gegenüber lassen sich die Sprechunflüssigkeiten nicht so gut verbergen, da man diese Strategie nicht auf Dauer durchhält bzw. sich vielleicht auch eher traut, Stottern zuzulassen.

So ging ich nun zum KlassensprecherInnentreffen der SchülerInnenmitverwaltung und bekam Namen von möglichen Stotterern genannt, nachdem ich mein Anliegen und meine Diskretion glaubhaft machen konnte. In Einzelgesprächen nahm ich behutsam Kontakt auf. Ich erzählte immer recht bald, daß ich selbst Stotterer bin und spürte, daß ich damit plötzlich Mauern einriß nach dem Motto: Ach ja, wenn der stottert, dann kann ich auch darüber erzählen.

Insgesamt war die Resonanz sehr positiv, und so konnte ich trotz schwieriger Umstände mit einer kleinen Gruppe die Arbeit beginnen. Nachdem die Gruppe angelaufen war, habe ich auch den Weg übers Kollegium genommen und einen Artikel für unsere Schulzeitschrift „Info-KIK" geschrieben.

Zum heutigen Zeitpunkt ist die AG an unserer Schule so bekannt, daß Kolleginnen und Kollegen mich bei Bedarf von sich aus gezielt ansprechen. Die AG selbst ist ebenfalls aktiv und geht an die Schulöffentlichkeit. Vor einigen Monaten hat sie sich beispielsweise mit folgendem Brief an das Kollegium gewandt:

Liebe Lehrerinnen und Lehrer,

Wir 6 in der Arbeitsgemeinschaft für schhh - ... schhhhtttt - ... sch - ... sch – (puhhh!) ... (nochmal !) ... stotternde Schülerinnen und Schüler (Selbsthilfegruppe für stotternde Jugendliche an der Gesamtschule Kikweg) freuen uns auf weitere Teilnehmende.
Vielleicht kennen Sie ja noch weitere Schülerinnen oder Schüler aus dem 5. -10. Jahrgang, bei denen ab und zu – oder auch öfter – das Sprechen klemmt. Wenn Sie unsicher sind – oder weitere Fragen haben – würden wir uns über ein Gespräch mit Ihnen sehr freuen.
Danke für Ihre Mühe!

MMMit fffreundlichen GGGrüßen

Erzählen Sie doch bitte noch etwas zu den Rahmenbedingungen, bevor wir auf die inhaltliche Arbeit in der Gruppe eingehen.

Ich bin für die AG mit einer Wochenstunde freigestellt. Zu Beginn trafen wir uns in größeren Abständen, ca. alle 2-4 Wochen, dann aber immer intensiv für mehrere Stunden. Heute findet die Arbeitsgemeinschaft jeden Dienstagnachmittag einstündig statt.

Ich mußte recht schnell feststellen, daß die stotternden Schüler eine sensible Gruppe sind. Manchen von ihnen fehlt ganz einfach der Mut, sich mit ihren Problemen auseinanderzusetzen. Sie bleiben dann weg, signalisieren aber andererseits, daß sie das machen wollen. Sie brauchen Zeit, und deshalb muß eine solche AG auch kontinuierlich angeboten werden, selbst wenn zunächst nur wenige das Angebot wahrnehmen. Man braucht in diesem Bereich Geduld und langen Atem.

Welche Themen werden in dem Gesprächskreis angesprochen? Wie sieht die inhaltliche Arbeit konkret aus?

Wir reden über alles, was im Zusammenhang mit dem Thema Stottern wichtig ist für die Jugendlichen. Ziel meiner Arbeit hier in der Schule ist, SchülerInnen dabei unterstützen, sich durchs Stottern nicht behindern zu lassen – weder in der Schule noch in anderen Bereichen.

Ich möchte, daß sie Hilfs- und Unterstützungsangebote kennenlernen. Wir sprechen daher auch über verschiedene Therapien. Ich sage aber nicht: „Mach die oder die Therapie", sondern gebe Sachinformationen auf eine Art, die sie als Jugendliche verstehen. Sie sollen möglichst viel von dem wissen, was es gibt: Literatur, Filme, etc. Bei der Bundesvereinigung Stotterer-Selbsthilfe gibt es ja mehrere Videos, von denen wir uns einige angesehen und besprochen haben. Bei dem Theaterstück „Why can't we talk", das von amerikanischen Stotterern auf dem Weltkongreß der Stotterer-Selbsthilfegruppen in Köln aufgeführt wurde, sind SchauspielerInnen zu sehen, die trotz Stotterns ihren Beruf ausüben können. Der spaßige Umgang damit, und zu sehen, es gibt Stotterer in Superberufen, gibt den SchülerInnen Mut.

Die AG besuchte auch einmal eine örtliche Stotterer-Selbsthilfegruppe, was die Jugendlichen ganz spannend fanden. Eine Fahrt zur Geschäftsstelle des Bundesverbandes nach Köln steht demnächst bevor. Im Jahr 1997 bin ich mit sieben Schülern zum Bundeskongreß der

Stotterer-Selbsthilfegruppen nach Reutlingen gefahren. Sie nahmen dort an Seminaren für Jugendliche teil und setzten sich weiterführend mit der Thematik auseinander. Darüber hinaus lernten sie andere Stotternde kennen. Sie haben von dem Besuch dieser Veranstaltung sehr profitiert und planen den nächsten Kongreß in Berlin bereits fest ein. Manche träumen sogar davon, zu einem Weltkongreß stotternder Menschen zu fliegen. Der nächste findet 1998 in Südafrika, Johannesburg, statt.

Auch in der Öffentlichkeitsarbeit setzen wir Akzente. Wir waren an der Videoproduktion „Mein Schüler stottert" intensiv beteiligt. Ein Fernsehbeitrag in der Jugendsendung „Dr. Mag" wurde 1994 ausgestrahlt. Ein AG-Teilnehmer wirkte mit einem kleineren Beitrag an einem Jugendratgeber zum Thema Stottern mit (s. Kapitel 4). Demnächst werden wir einen Zeitungsredakteur in die AG einladen.

Aktuell steht ein „Tag der offenen Tür" an unserer Schule bevor, an dem sich die AG mit einer Posterpräsentation, einer Videovorführung und einem Bücherstand selbst darstellt und über Stottern informiert. All solche Aktionen tragen dazu bei, daß die Jugendlichen Mut entwikkeln, Sprechsituationen angstfrei wahrzunehmen und ihr Stottern nicht zu verbergen. Jede erfolgreich verlaufene Kommunikationssituation wirkt positiv auf das Selbstbild.

Welche Probleme werden von Seiten der stotternden SchülerInnen angesprochen?

Ich stelle immer wieder fest, daß jetzt in der AG genau die gleichen Fragen gestellt werden, die ich auch hatte.

Für die älteren SchülerInnen ist die Frage nach den Berufsaussichten wichtig. Einer interessierte sich für einen Beruf im pädagogischen Bereich. Er fragte sich: Kann ich das machen? In dem Fall hatte ich den Eindruck, daß das klappen würde, und habe ihn entsprechend ermutigt. Man muß konkret bei jedem Einzelfall überlegen, wozu man rät. Eine allgemeine Empfehlung, wie z.B. keinen Sprecherberuf zu wählen, halte ich für genauso falsch wie eine unreflektierte Ermutigung, dies in jedem Fall zu tun. Stotterer stellen keine homogene Gruppe dar, was für den einen richtig und realisierbar ist, kann für den anderen falsch sein.

Eine andere Schwierigkeit ist für sie, aktiv Einfluß zu nehmen auf Schulsituationen, die ihnen mit ihrem Stottern das Leben schwer machen. Dies sind Probleme, über die wir in der AG ausführlich reden und wozu wir Handlungsalternativen entwickeln.

Zum jetzigen Zeitpunkt kann man sagen, daß Ihr Versuch, Stottern an Regelschulen zu thematisieren und alle Beteiligten für den Umgang damit zu sensibilisieren, positiv aufgenommen worden ist. Welche Perspektiven sehen Sie für die weitere Arbeit? Was könnte in Zukunft getan werden, um aus diesem Modellprojekt ein feststehendes Angebot an Regelschulen zu machen, auch über Ihre Schule hinaus?

Zunächst einmal werde ich die Arbeit an meiner Schule fortsetzen. Die Gesprächsgruppe muß kontinuierlich angeboten werden, damit auch diejenigen stotternden SchülerInnen, die längere Zeit für diesen Schritt brauchen, aufgefangen werden.

Zum anderen sollten wir das Fortbildungsangebot, z.B. über die Bezirksregierungen, weiter ausbauen. Langfristig halte ich es für sinnvoll, BeratungslehrerInnen und andere LehrerInnen für das Thema Stottern oder auch für andere Behinderungen zu qualifizieren. Für die Bereiche „Drogen" oder „Lese-Rechtschreibschwäche" wird dies bereits erfolgreich praktiziert. Es hat mehrere Vorteile, wenn direkt an einer Schule dafür eine Ansprechperson ist. Es vermeidet lange Wege der Kontaktaufnahme zu psychosozialen HelferInnen „draußen" und erreicht auch mehr Betroffene. Zu mir kam z.B. letztens eine Kollegin und sagte: „Mensch, Herr Krall, kommen Sie doch mal in meine Klasse, ich glaube, da stottert auch jemand."

In dem Fall bestätigte sich die Vermutung nicht, und wir besprachen noch kurz die aufgetretenen Probleme. Hätte diese Lehrerin erst über ein Elterngespräch das Kind zu einer Therapie geschickt, hätte es lange Zeit gedauert, bis sie selbst Unterstützung für den Umgang mit ihrem Schüler bekommen hätte. Außerdem ist es ungleich aufwendiger. Und speziell zur Schulsituation können die TherapeutInnen u.U. auch nicht viel sagen.

Es ist günstiger, wenn fachliche Unterstützung direkt in der Schule angeboten wird, was eine Kooperation mit anderen Fachleuten nicht ausschließen soll.

Die Förderung von stotternden Schülerinnen und Schülern ist ein sehr schönes Betätigungsfeld für Lehrerinnen und Lehrer – und die Person muß nicht selbst Stotterer sein.

Da kann sich jeder einarbeiten.

STOTTERN BEHINDERT,
ABER NUR BEIM SPRECHEN.

http://www.aktion-mensch.de/grundgesetz/

AKTION GRUNDGESETZ

Demosthenes-Institut (Hrsg.): Therapieratgeber Stottern. Köln 1992

Demosthenes-Institut (Hrsg.): Stottern und Selbsthilfe. Köln 1996

Fiedler, Peter A. / Standop, Renate: Stottern. Ätiologie, Diagnose, Behandlung. Weinheim 1992 (3. Auflage)

Heap, Ruth (Hrsg.): Wenn mein Kind stottert. Ein Ratgeber für Eltern. Köln 1996

Homburg, Gerhard: Das Wort nicht aus dem Mund nehmen! Ergebnis einer Umfrage zum Problem: Stottern und Schule. In: Die Sprachheilarbeit. Vol. 34 No. 1, 1989, 10-16

Hörmann, Hans: Trotz allem, die Hoffnung auf Heilung bleibt! Ergebnis einer Umfrage zum Thema: So erleben Stotternde ihre Selbsthilfegruppe. In: Die Sprachheilarbeit. Vol. 34 No. 4, 1989, 175-180

Jäncke, Lutz: Stottern, eine psychologische oder physiologische Störung? In: Johannsen, H. S. / Springer L. (Hrsg.): Stottern. Tagungsbericht. Münster. Ulm 1993, 43-58

Jehle, Peter / Randoll, Dirk: Die Rolle der Eltern bei der Entstehung des Stotterns: Eine kritische Analyse der Literatur (Forschungsbericht aus der Abteilung Psychologie). Frankfurt am Main 1985

Johannsen, Helge S. / Schulze, Hartmut (Hrsg.): Praxis der Beratung und Therapie bei kindlichem Stottern. Ulm 1993

Johannsen, Helge S. / Schulze, Hartmut / Rommel, Dieter / Häge, A. : Stuttering in childhood: a five year longitudinal study in progress. Folia Phoniatrica. Vol. 46, 1994, 241-249

Kuhr, Armin: Die verhaltenstherapeutische Behandlung des Stotterns. Ein multimodaler Ansatz. Berlin 1991

Orthmann, Werner / Scholz, Hans-Joachim: Stottern. Kompendium ausgewählter Theorien für Studierende und Angehörige heilpädagogischer Berufe. Berlin 1983 (3. Auflage)

Riper, Charles van: The nature of stuttering. Englewood Cliffs / New Jersey 1982

Riper, Charles van: Letzte Gedanken über das Stottern. In: Der Kieselstein. Vol. 16 No. 11, 1994, 20

Schindler, Angelika: Stotternde Jugendliche – Null Bock auf Therapie? In: Demosthenes-Institut (Hrsg.): Therapieratgeber Stottern. Köln 1992

Schindler, Angelika: Stottern und Schule. Probleme und Bewältigungsformen im Umgang mit stotternden Schülern. In: Lehrer – Schüler – Unterricht. Berlin 1996

Schulze, Hartmut: Stottern und familiäre Interaktion. In: Grohnfeldt, Manfred (Hrsg.): Störungen der Redefähigkeit (Handbuch der Sprachtherapie 5). Berlin 1992, 83-102

Sheehan, Joseph G.: Botschaft an einen Stotterer. In: Hood, Stephen B. (Hrsg.): An einen Stotterer. Köln 1993 (6. Auflage), 17-22

The British Stammering Association: Bullying and the Dysfluent Child in Primary School. University of Sheffield o.J.

Wittling, Werner / Booth, John: Stottern. In: Wittling, Werner (Hrsg.): Handbuch der klinischen Psychologie (Band 5). Hamburg 1980, 85-138

Informationsbroschüren:

Schulamt für den Kreis Wesel: Welcher Förderort für unser behindertes Kind? Elterninformation über die schulischen Fördermöglichkeiten für Kinder und Jugendliche mit Behinderungen.

Gewerkschaft Erziehung und Wissenschaft NRW (Hrsg.): Welchen Platz haben Behinderte im Haus des Lernens? Essen 1996

Verlag der Bundesvereinigung Stotterer-Selbsthilfe e.V.

Ratgeber

Ruth Heap (Hrsg.)
Wenn mein Kind stottert – Ein Ratgeber für Eltern
3. Auflage 2000, ISBN 3-921897-27-0 / 104 Seiten EUR 11,15 / EUR 8,59

Demosthenes Institut der Bundesvereinigung Stotterer-Selbsthilfe e.V.
Wenn das Sprechen klemmt – Ein Ratgeber für Jugendliche
1. Auflage 1996, ISBN 3-921897-33-5 / 94 Seiten EUR 7,57 / EUR 5,52

Info-Broschüren

Nachteilsausgleich für Schüler mit Behinderungen an allgemein bildenden Schulen.
Eine bundesweite Übersicht / Schutzgebühr EUR 0,41 + Porto

Stottern D ein Problem? – Informationen für stotternde Jugendliche
2. Auflage 1999, 16 Seiten, Schutzgebühr EUR 0,41 + Porto

Stephan Baumgartner, Manfred Krifka
Kekemelik – Stottern. Ein türkisch-deutscher Elternratgeber
1. Auflage 1992, ISBN 3-921897-23-8 / 28 Seiten EUR 2.05 (EUR 1,53

Video

Volker Dutzmann und Michael Kofort
Mein Schüler stottert – Ein Ratgeber für Lehrer
Länge: ca. 25 Minuten, ISBN 3-921897-13-0 EUR 25.05 / EUR 19,94

Volker Dutzmann und Michael Kofort
Was tun, wenn mein Kind stottert? – Elternratgeber zum kindlichen Stottern
Länge: ca. 20 Minuten, ISBN 3-921897-14-9 EUR 25.05 / EUR 19,94

Fordern Sie unser Verlagsprogramm und weitere Informationen an:

Bundesvereinigung Stotterer-Selbsthilfe e.V.
Gereonswall 112
50670 Köln
Tel.: 0221/139 11 06-07 / Fax: 0221/139 13 70
http: www.bvss.de
e-mail: info@bvss.de

MÜNDLICH: MANGELHAFT STOTTERN: SEHR GUT

Miriam T., 13 Jahre:
„Ich habe Angst zu stottern und melde mich deshalb kaum im Unterricht. Mein Klassenlehrer sagte kürzlich zu mir: ‚Auf dem Schulhof habe ich dich sehr gut sprechen hören. Warum klappt es nicht, wenn du im Unterricht drankommst?' – Ich habe mich geschämt und konnte ihm nicht klarmachen, daß Stottern je nach Situation unterschiedlich auftritt. Ich glaube, daß ich völlig falsch eingeschätzt werde."

Markus Sch., 15 Jahre:
„Ich stottere und kann deshalb im Mündlichen einfach nicht so gut sein. Meine mündlichen Noten ziehen in vielen Fächern meine Gesamtnote herunter: Warum werde ich so benachteiligt?"

„Niemand darf wegen seiner Behinderung benachteiligt werden."
(Art. 3 Abs. 3 Grundgesetz)
Gegen Diskriminierung von stotternden Menschen können wir alle etwas tun.

Eine Initiative der Aktion Mensch
und 85 Verbänden und Organisationen
der Behindertenhilfe und -selbsthilfe

Aktion GRUNDGESETZ